ミネラル摂取と老化制御

―リン研究の最前線―

日本栄養・食糧学会
監修

宮本　賢一・新井　英一・下村　吉治
責任編集

建帛社
KENPAKUSHA

Mineral intake and aging
Recent advances in the study of phosphate

Supervised by

JAPAN SOCIETY OF
NUTRITION AND FOOD SCIENCE

Edited by

Ken-ichi Miyamoto

Hidekazu Arai

Yoshiharu Shimomura

©Ken-ichi Miyamoto et al. 2014, Printed in Japan

Published by
KENPAKUSHA Co., Ltd.
2-15 Sengoku 4-chome, Bunkyoku, Tokyo 112-0012, Japan

序文

…から分泌されて、腎臓に作用し、尿中へのリンの排泄を促すリン調節因…る。つまり、老化制御遺伝子は、リン代謝の重要な鍵分子であった。そ…リンの蓄積が、早老症候群の発症に必要であることがわかってきた。ヒ…いても、慢性腎臓病患者のリン摂取過剰が、血管などの老化をもたらす…明らかにされた。

…は栄養学的にも過剰摂取が問題視されている。とくに、高度に加工され…ナックおよびコンビニエンスフード（インスタント食品・レトルト食品・…済み冷凍食品など）の消費拡大により、リン摂取は増加傾向にある。これ…、多くの弊害をもたらすことが、欧米の数多くの研究で明らかにされた。

…上のような背景のもと、2013年5月に名古屋で開催された日本栄養・食糧…大会では、「ミネラル摂取と老化制御：リン研究の最前線」というタイト…シンポジウムを実施した。本シンポジウムでは、長年本分野で活躍してい…理栄養士、医師の先生方を中心に、リン研究の進歩を多角的な視点から解…いただいた。本書は、このシンポジウムを基盤にして、リン研究の最近の進…を解説したものである。

…最後に、出版に際しご協力いただいた各執筆者の先生方、および建帛社に深…申し上げます。

2014年4月

責任編集者　宮本　賢一
　　　　　　新井　英一
　　　　　　下村　吉治

序　文

　人体に存在する元素は，炭素・水素・酸素・窒素の４
成されている。「ミネラル」は，この残りの４％にあた
ミネラルは人体の重要な構成成分であり，また身体機能の
である。ミネラルの中で，ヒトの体内に存在し，栄養素と
が確定しているものを必須ミネラルといい，現在16種類と
須ミネラルのうち，１日の摂取量が概ね100mg以上のもの
ラル，100mg未満のものを微量元素（微量ミネラル）と分類
ミネラルのナトリウム・カリウム・カルシウム・マグネシ
下，リン），および微量ミネラルの鉄・亜鉛・銅・マンガン・
クロム・モリブデンには食事摂取基準が策定されている。こ
ルはビタミンと同様に，必要量は微量であるが，生命維持に
くより，加齢に伴う生理学的な変化は，ミネラル代謝に関して
与えることが知られている。すでに，ナトリウムやカルシウム
ラルの摂取が慢性疾患患者の生命予後に関係することも明らか

　一方，これまで全く謎のベールに包まれていたリンは，その代
れるにつれ，寿命や加齢に関して非常に重要な役割を演じている
明らかにされてきた。リンは細胞内では100mMという高濃度で存
ンである。ただし，かれらは，細胞膜では，主としてリン脂質，
質であるDNAおよびRNAなどに含まれる有機リンとして存在す
Klothoと名づけられた老化抑制遺伝子が見つかった。この遺伝子
と，マウスに早老症候群が起こり，逆に過剰に発現すると，寿命が
がわかった。

　このKlotho遺伝子のつくるKlothoタンパクは，FGF23（fibroblas
factor 23）と呼ばれる因子の受容体となっていることがわかった。FG

目　　次

序章　リン摂取と老化制御　　　　　　　　　〔宮本　賢一・新井　英一〕

　1．はじめに ……………………………………………………………… 1
　2．生体におけるリン代謝（第1編）…………………………………… 2
　3．リンと栄養（第2編）………………………………………………… 3
　4．リンと老化制御；疾患との関わり（第3編）……………………… 5
　5．今後の課題 …………………………………………………………… 6

第1編　生体におけるリン代謝

第1章　FGF23/Klotho遺伝子の発見とその役割　　〔伊村　明浩〕

　1．はじめに ……………………………………………………………… 11
　2．Klotho遺伝子の発見 ………………………………………………… 12
　3．FGF23遺伝子 ………………………………………………………… 14
　4．可溶型Klothoの機能 ………………………………………………… 16
　5．Klotho結合分子群からの知見 ……………………………………… 18
　6．未知のKlothoおよびFGF23の機能 ………………………………… 20
　7．おわりに ……………………………………………………………… 22

第2章　FGF23/Klothoのリン代謝制御　　〔瀬川　博子〕

　1．はじめに ……………………………………………………………… 26
　2．生体内リンバランス調節 …………………………………………… 26

3．リン吸収と排泄 …………………………………………………… 27
　　　(1) 腸管リン吸収機構　27
　　　(2) 腎近位尿細管リン再吸収機構　28
　　　(3) 経細胞輸送を担うリン酸トランスポーターの分類　28
　　4．FGF23とKlotho ……………………………………………………… 31
　　　(1) Klotho変異マウスとFGF23ノックアウトマウス　31
　　　(2) FGF23/Klotho　32
　　　(3) FGF23/Klotho関連リン代謝異常疾患　34
　　　(4) Klotho単独によるリン代謝調節　36
　　5．おわりに …………………………………………………………… 36

第3章　FGF23/α-Klotho遺伝子と老化制御　　〔山本　浩範〕

　　1．はじめに …………………………………………………………… 38
　　2．α-Klotho遺伝子と老化症状 ……………………………………… 38
　　3．FGF23/Klothoによるリン・ビタミンD代謝調節と破綻による老化様
　　　症状の発症 ………………………………………………………… 41
　　4．α-Klotho遺伝子の発現調節因子と疾患 ………………………… 42
　　5．ヒトα-Klotho遺伝子多型と変異 ………………………………… 45
　　6．おわりに …………………………………………………………… 46

第2編　リンと栄養

第4章　リン不足および過剰と栄養　　〔竹谷　豊〕

　　1．リンの出納 ………………………………………………………… 51
　　2．リンの不足 ………………………………………………………… 53
　　3．リンの過剰 ………………………………………………………… 54

4．おわりに ·· 55

第5章　リンの食事摂取基準　　　　　　　　　　〔上西　一弘〕

1．はじめに ·· 58
2．リンの必要量 ··· 59
　(1) 小児・成人の目安量　59
　(2) 乳児の目安量　61
　(3) 妊婦・授乳婦の付加量　62
　(4) リンの過剰摂取の問題　63
3．耐容上限量 ·· 63
4．生活習慣病の発症予防および重症化予防 ································ 65

第6章　リン添加物　　　　　　　　　　　　　　〔木戸　慎介〕

1．はじめに ·· 69
2．リンとは ·· 69
3．食品添加物とは ·· 70
4．食品添加物としてのリン酸化合物 ·· 71
5．食品添加物としてのリン酸化合物の安全性評価 ······················ 74
　(1) 実験動物における知見　74
　(2) ヒトにおける知見　76
6．リン酸化合物の1日摂取量の推計 ·· 77
7．添加物としてのリン酸化合物の評価とその国際比較 ················ 78
8．添加物に含まれるリンの過剰摂取の意味 ································ 80
9．リン摂取過剰に対する栄養指導 ··· 82
10．透析患者におけるリン・タンパク管理の重要性 ······················ 84
11．おわりに ·· 87

第7章　リン出納の把握　〔新井　英一〕

1．はじめに …………………………………………………………………… 91
2．生体のリン動態について ………………………………………………… 91
3．リン摂取量の評価に対する問題点について …………………………… 93
4．リン出納の把握としての24時間蓄尿法の妥当性について ………… 94
5．リン吸収に影響を及ぼす因子について ………………………………… 96
6．透析時のリン管理の重要性について …………………………………… 97
7．食品中のリン低減効果について ………………………………………… 98
8．おわりに ………………………………………………………………… 100

第3編　リンと老化制御：疾患との関わり

第8章　リン摂取と老化制御　〔伊藤　美紀子〕

1．はじめに ………………………………………………………………… 105
2．リン代謝と寿命研究の始まり ………………………………………… 106
　(1) 老化促進Klothoマウスの発見　106
　(2) リン利尿ホルモンFGF23との関わり　106
　(3) 生物における血中リン濃度と寿命との関連　107
3．ヒトにおける血中リン濃度と寿命 …………………………………… 109
4．CKD進行とリン代謝調節因子の変動 ………………………………… 113
5．食餌性リンと寿命 ……………………………………………………… 116
6．リンを取り巻く食環境 ………………………………………………… 117
7．おわりに ………………………………………………………………… 118

第9章　リン摂取と慢性腎臓病　〔濱田　康弘〕

1. はじめに …………………………………………………………… 123
2. リンの出納 ………………………………………………………… 124
3. CKDにおけるリンとFGF23 ……………………………………… 125
4. CKDと高リン血症 ………………………………………………… 126
5. 高リン血症の引き起こす問題 …………………………………… 127
6. 保存期CKDのガイドライン ……………………………………… 128
7. 透析期CKDのガイドライン ……………………………………… 130
8. タンパク質とリン ………………………………………………… 133
9. リン制限を行うことによる問題点 ……………………………… 133
10. PEWに対する栄養療法 …………………………………………… 135
    (1) 栄養必要量　136
    (2) 栄養投与法　137
11. おわりに …………………………………………………………… 138

第10章　リン摂取と循環器疾患　〔竹谷　豊〕

1. 慢性腎臓病と心血管疾患 ………………………………………… 142
2. 血管石灰化 ………………………………………………………… 143
3. 血管内皮機能障害 ………………………………………………… 146
4. リン代謝調節因子 ………………………………………………… 147
5. リン摂取と高血圧 ………………………………………………… 148
6. おわりに …………………………………………………………… 149

第11章 リン吸着剤の進歩 〔宮本　賢一〕

1．はじめに …………………………………………………………………… 153
2．リン吸着剤の進歩 ………………………………………………………… 154
　(1)　炭酸セベラマー　　154
　(2)　炭酸ランタン　　155
　(3)　ビキサロマー　　155
　(4)　コレスチラン　　156
　(5)　クエン酸第二鉄　　156
　(6)　Fermagate　　156
3．その他薬剤の開発 ………………………………………………………… 159
4．NaPi-Ⅱb阻害剤 …………………………………………………………… 159
5．おわりに …………………………………………………………………… 160

索　　引 ……………………………………………………………………… 163

序章　リン摂取と老化制御

宮本　賢一*
新井　英一**

1. はじめに

　「食事」や「栄養」のコントロールにより，老化・寿命を制御する考えは，古くから知られている。多くの研究から，適正な健康を保つために必要とされるカロリー制限が老化を遅延させ，反対に，過剰なカロリー摂取と体脂肪は，糖尿病や心血管疾患などの老化関連疾患を増やし，組織や臓器の老化プロセスを促進する。このような背景から，「食事」や「栄養」のコントロールが，糖尿病，心血管疾患，あるいは癌に関係する栄養代謝統合系の危険因子を軽減することで老化制御が行われているものと考えられている。このような背景のもと，老化制御に関わる糖質・脂質・タンパク質代謝に加え，ミネラル（とくにリン）代謝においても，老化制御との関係で新しい研究が展開されている。
　リンは，生体には必須の栄養素であり，哺乳動物には普遍的に存在している。しかし，その調節や代謝に関しては謎が多く，酵母や植物を除けば，長年，興味ある研究対象ではなかった。なぜなら，リン自身が，多くの生体構成成分に普遍的に利用されており，リン独自の調節系が存在したとしても，それはあくまで，カルシウム代謝の付随的な調節系と長年考えられていたからである。しかしながら，近年，透析技術が進歩し，腎臓機能が廃絶しても，人工透析により長期的な生存が可能となった。長期透析患者においては，透析療法によるリン除去は不十分であるために，高リン血症が出現する。これらの患者における

---

*　徳島大学大学院ヘルスバイオサイエンス研究部分子栄養学分野
**　静岡県立大学食品栄養科学部臨床栄養管理学研究室

リン蓄積は，我々が想像もしないような様々な病態を引き起こすことが明らかにされた．さらに，早期老化症状，とりわけ，カルシウム/リン代謝異常を呈するKlothoマウスの研究を出発点として，線維芽細胞増殖因子（fibroblast growth factor：FGF）15/19（胆汁酸代謝），FGF21（エネルギー代謝），FGF23（ビタミンD・リン代謝）などのFGF19ファミリーの役割が解明され，栄養代謝にミネラル代謝が深く関わることが，次第に明らかにされてきた[1]．一方で，加工食品に含まれるリンの過剰摂取と慢性腎臓病や循環器疾患などとの関連を示唆する研究が，相次いで報告されてきた[2]．本章では，最近，研究の進歩が著しいリン研究に焦点をあて，生体リン代謝調節機序，リンと栄養，リン摂取と老化制御に関して，最近の知見を概説する．

2．生体におけるリン代謝（第1編）

近年，カルシウム代謝の陰に隠れていたリン代謝が明らかにされた．従来，リン代謝は古典的なカルシウム調節ホルモン（副甲状腺ホルモン：PTHや活性型ビタミンD）の付随的な作用により担われていると想定されていた．しかしながら，多くのリン代謝異常を呈する疾患が解明され，FGF23によるリン独自の調節系が明らかにされた．FGF23は常染色体優性遺伝性低リン血症性くる病（autosomaldominant hypophosphatemic rickets：ADHR）の責任遺伝子として同定された[3]．また，腫瘍性骨軟化症患者の腫瘍細胞からリン利尿因子としても報告された[4]．哺乳類において22種類あるFGFファミリーに属するFGF23は，そのアミノ酸一次配列の類似性からFGF19，FGF21とともにFGF19（マウスにおけるFGF15）サブファミリーに分類されるFGFである[1]．このFGF23は251アミノ酸からなり，最初の24残基はシグナルペプチドをコードし，N末側領域にはFGFファミリーに比較的相同性の高い配列を，またC末側領域にはFGF23に特有な配列を有している．FGF23を高発現するトランスジェニックマウスでは，腎近位尿細管におけるリン輸送体NaPi-IIaの発現が抑制され，低リン血症を呈する．さらに，FGF23ノックアウトマウス（FGF23-

KOマウス）が作成され，その表現型は，高リン血症，活性型ビタミンDの高値，軟部組織での異所性石灰化が観察された[5]。FGF23の発現は，骨芽細胞や骨細胞で確認され，高リンや高ビタミンD状態において骨から分泌されるリン利尿因子である。さらに，FGF23は腎臓におけるビタミンD代謝の制御という重要な作用も担っている。FGF23は骨芽細胞や骨細胞で合成され，血中を介して腎臓に作用し，1α水酸化酵素の発現抑制および24水酸化酵素の活性を亢進させる。FGF23のシグナルを伝達するにはKlothoの存在が必要であり，FGF23/Klotho/FGF受容体の複合体が遠位尿細管において形成されると考えられる[6, 7]。一方で，FGF23の共受容体であるKlothoは，寿命制御因子として同定された分子である[8]。FGF23-欠損やKlotho欠損マウスに見られる老化促進兆候がミネラル代謝異常により生じることが明らかにされた。ビタミンDやリンの制限食で飼育するとマウスの表現型が回復するため，血中カルシウム/リン積の上昇がこれらのマウスに観察される老化促進因子と想定される[9]。

このように，第1編では，リン代謝調節機能におけるFGF23/Klothoシステムの役割を中心に，カルシウム，リンおよびビタミンD代謝との関係について解説する。

3．リンと栄養（第2編）

細胞膜は，主としてリン脂質の2層膜である。細胞の遺伝物質であるDNAおよびRNAはいずれも，その分子の中軸に沿ったデオキシリボースおよびリボースと連結したリン酸グループを含んでいる。このように，リンは細胞内構造の構成成分であり，また，細胞内の代謝反応で機能する。例えば，グルコースは，解糖系に入る前に細胞内でリン酸化を受けなければならない。好気的および嫌気的解糖によって産生されたエネルギーは，ATPに高エネルギーピロリン酸結合として蓄えられる。筋肉細胞においては，クレアチンリン酸としてエネルギーが蓄えられる。骨組織のミネラル相は，カルシウムとリンが2：1の定常比で含まれるヒドロキシアパタイト結晶とその他のミネラルが微量含ま

れて形成されている。骨組織では代謝回転（リモデリング）が行われており，骨のリンプールと関連して生体リン代謝に貢献しているものと推察される。生物の成長期には，リンの代謝回転は一般的にその他の時期より速いものである。

　一方で，栄養学的な側面から，リン摂取に関する問題点が指摘されている。食事に由来するリンは，基本的にはリン酸の形態で天然のリンを含む食品，食品添加物としてリン酸塩が含まれる加工食品およびリンを含む栄養補助食品に含まれている。日本人は欧米人に比してリンを比較的多く含有する乳・乳製品の摂取量が少ないが，調理による損失を考慮しても欠乏することは稀であり，むしろ食品添加物として各種リン酸塩が加工食品に広く用いられている関係から，リンの過剰摂取が問題視されている[2]。事実，我々が摂取する食品にはカルシウム含量が限られているのに対し，リン酸（以下リン）はどの食品にも含まれている。食生活におけるリン摂取量は，コンビニエンスフードや調理済み食品の摂取が増えたために，増加傾向にあることが示唆されている。最近の報告では，加工食品によるリン過剰摂取は腎機能が低下している場合には，その危険性が増大する[2]。しかし，問題は，我々が日常摂取しているリン量を正確に知ることができないことである。とくに，多くの加工食品に使用されているリン含量の正確な把握は困難である（リンの表示義務がない）[2]。一方で，リンに関する栄養学的な研究は，カルシウムに比べると十分ではない。その理由は，人体におけるリン代謝を調べる場合に，安全なリンの安定同位体が利用できないため，研究が限られることである。

　リン過剰摂取の危険性は，慢性腎臓病，循環器疾患および骨代謝との関係で，多くの報告がなされている。骨密度との関連では，腎機能が正常な場合に長期のリン負荷はPTHレベルの増加を示している。一方で，低リン血症の症状は，長期にわたるとリンの不足を補うために骨から血液中にカルシウムとリンが移行し，骨粗鬆症や骨軟化症を引き起こし，骨折や骨痛が生じる場合がある。このように，リンは細胞内の栄養代謝に加えて，骨，腎臓，筋肉，および血管などの恒常性維持に重要な役割を演じている。以上，第2編では，リンの不足や過剰を中心に，栄養学的な側面から，リン摂取基準も含めて解説する。

4．リンと老化制御：疾患との関わり（第3編）

　厚生労働省「人口動態統計」によると疾患別の死亡率としては悪性新生物（腫瘍）が1位であるが，血管障害が起因となる心疾患と脳血管疾患と腎疾患を合計すると悪性新生物に匹敵する死亡率となる。超高齢社会を迎えているわが国にとっては血管障害を起因とする疾患がますます増加すると予測される。また，心血管疾患はメタボリックシンドロームの終末病態であり，超高齢社会を迎えた日本においては血管機能障害の増加は社会的な問題となっており緊急の対策が必要である。さらに，慢性腎臓病（chronic kidney disease：CKD）は，わが国では約1,330万人が罹患しているといわれる頻度の高い疾患である。とくに，CKDの早期から，心血管障害（cardiovascular disease：CVD）の危険性があり，CKDは脳血管障害を含むCVDの有意な危険因子と考えられている[10]。血中リン濃度の上昇は，CVDの発症，腎臓に作用して腎繊維化の促進，また血管に作用して石灰化の引き金であることが明らかにされている。さらに，リン代謝の重要なホルモンであるFGF23は，直接，心臓に作用して心筋肥大を引き起こすことも報告されている[11]。

　前述したように，FGF23/Klothoシグナルの発見により，FGF23-KOやKl/Kl（Klotho欠損）マウスに見られる老化促進兆候がミネラル代謝異常により生じることが明らかにされている。例えば，kl/klマウスの平均寿命は60日ほどで，通常の環境下ではすべてkl/klマウスは100日までに死亡する。剖検所見では体脂肪がほとんど認められず痩せており，外性器，精巣，卵巣，子宮および胸腺が顕著に萎縮している。また，組織学的観察では，中膜石灰化に伴う動脈硬化，異所性石灰化，骨粗鬆症，皮膚の萎縮，肺気腫，下垂体異常など老化の表現系に酷似した異常が認められる。一方で，ヒトの自然な老化の症状にあてはまる悪性腫瘍や白内障の発症などは認められない[8]。Razzaqueらのグループは，Klotho（-/-）マウスを用いてレスキュー実験を行い，ビタミンD代謝およびカルシウム/リン代謝の恒常性が正しく維持されることが個体老化の進

行を抑制するために重要であることを示唆した[8]。ヒトにおいても，リン摂取過剰により引き起こされるリン代謝系異常により，老化の促進がもたらされるか否かについては，今後の課題である[12]。以上のように，リン過剰摂取は腎機能が低下している場合には，その危険性が増大する。とくに，近年，リンの過剰摂取と慢性腎臓病や循環器疾患などとの関連性を示唆する研究が相次いで報告されている。

このように，第3編では，リン過剰摂取と疾患との関わりを中心に，最近の知見を解説する。

5．今後の課題

新しいリン代謝系の登場により，従来，想定されていた役割に加えて，リンは各種臓器や個体老化に関係する可能性が明らかにされてきた。リン制限食は通常，慢性腎不全者に供され，その目標はリン摂取を1日当たり800～1,000mgに制限することにある。すべての食物はリンを含んでいるため，この目標を達成することは困難である。なぜなら，リンを制限した食事はおいしくなく，このことが食事療法の継続を困難にしている。リンを制限した場合は，高タンパク質食品やスナックやファーストフードのような加工食品を摂取することができない。さらに，食品表示規則は食品のリン含量を載せることを求めておらず，このことが食品や添加物からのリン含有量評価を困難にしている。食事中のリンと結合して腸管からのリン吸収を阻害するリン吸着剤が，低リン食とともに供される。このようなリン吸着剤には，炭酸カルシウム，塩酸セベラマーなどがある。しかし，これらの吸着剤の中には副作用を有するものがあり，新しいリン吸着剤の開発が望まれている。さらに，食品中の正確なリン量に関する情報提示が，低リン摂取を実現させ，リン負荷を軽減する重要な手段と考えられる。

本書では，リンに関する話題の解説を，各分野の専門家にお願いした。人は誰でも老いる。今世紀，日本でも欧米でも，平均寿命が著しく延びた。しか

し，今世紀はじめの人生50年と，現代の人生80年と比べると，老化のスピードが低下したのであろうか？　栄養代謝の変化が，老化や寿命の速度に，どのように影響するか？　リン研究の進歩とともに，新しいテーマが浮上したことも事実である。

文　献

1) Angelin B., Larsson T.E., Rudling M.：Circulating fibroblast growth factors as metabolic regulators - a critical appraisal. Cell Metab 2012；16；693-705.
2) Kalantar-Zadeh K., Gutekunst L., Mehrotra R. et al：Understanding sources of dietary phosphorus in the treatment of patients with chronic kidney disease. Clin J Am Soc Nephrol 2010；5；519-530.
3) ADHR Consortium：Autosomal dominant hypophosphataemic rickets is associated with mutations in FGF23. Nat Genet 2000；26；345-348.
4) Shimada T., Mizutani S., Muto T. et al：Cloning and characterization of FGF23 as a causative factor of tumor-induced osteomalacia. Proc Natl Acad Sci USA 2001；98；6500-6505.
5) Shimada T., Kakitani M., Yamazaki Y. et al：Targeted ablation of Fgf23 demonstrates an essential physiological role of FGF23 in phosphate and vitamin D metabolism. J Clin Invest 2004；113；561-568.
6) Kurosu H., Ogawa Y., Miyoshi M. et al：Regulation of fibroblast growth factor-23 signaling by kloto. J Biol Chem 2006；281；6120-6123.
7) Urakawa I., Yamazaki Y., Shimada T. et al：Klotho converts canonical FGF receptor into a specific receptor for FGF23. Nature 2006；444；770-774.
8) Kuro-o M., Matsumura Y., Aizawa H. et al：Mutation of the mouse Klotho gene leads to a syndrome resembling ageing. Nature 1997；390；45-51.
9) Tsujikawa H., Kurotaki Y., Fujimori T. et al：Klotho, a gene related to a syndrome resembling human premature aging, functions in a negative regulatory circuit of vitamin D endocrine system. Mol Endocrinol 2003；17；2393-2403.
10) Yerram P., Karuparthi P.R., Hesemann L. et al：Chronic kidney disease and cardiovascular risk. J Am Soc Hypertens 2007；1；178-184.
11) Faul C., Amaral A.P., Oskouei B. et al：FGF23 induces left ventricular hypertrophy. J Clin Invest 2011；121；4393-4408.
12) Razzaque M.S.：The role of Klotho in energy metabolism. Nat Rev Endocrinol 2012；8；579-587.

第1編

生体におけるリン代謝

第1章　FGF23/Klotho遺伝子の発見とその役割
　　　　　………………………伊村　明浩

第2章　FGF23/Klothoとリン代謝制御
　　　　　………………………瀬川　博子

第3章　FGF23/α-Klotho遺伝子と老化制御
　　　　　………………………山本　浩範

第1章　FGF23/Klotho遺伝子の発見と
その役割

伊村　明浩*

1. はじめに

　100年以上昔にさかのぼるが，「くる病」を防ぐ因子を食物から抽出する研究から，ミネラル医学が始まった。この因子は必須栄養素と考えられたため，ビタミンDと名付けられた。その後，ビタミンDは体内で合成できることが判明したが，はからずもこの事実が，ミネラル制御とは栄養問題であることを示している。少なくとも先進国では，栄養不足でくる病に陥った時代は過ぎ去り，かわりに，現代はリン酸過剰な栄養環境となっている。このような栄養の変化が最終的にどのような影響をもたらすのかは，いまだ確定した意見がない。しかし，少なくとも，人類の長寿化と慢性腎臓病（chronic kidney disease；CKD）の増加により，ミネラルに関わる健康問題は重要度を増している。単純にいえば，高齢者（やCKD患者）の骨折は人生と寿命を左右するからである。

　1997年，多彩な症状を示す遺伝子変異マウスが発見され，Klothoと命名された。やがて，症状の多くはミネラル異常に関連しており，ミネラル異常は活性型ビタミンD過剰に由来するとわかった。一方，ほぼ同時期に，骨由来リン酸抑制ホルモンである線維芽細胞増殖因子（fibroblast growth factor：FGF）23が見つかり，そのノックアウトマウス（KOマウス）の表現型がKlotho遺伝子変異マウスと非常に似ていたことから，両分子の関係性が明らかとなった。すなわち「FGF23は，Klothoを共受容体として，ビタミンD産生とリン酸再吸収

＊　先端医療振興財団　医薬品研究開発グループ

を抑制する」という仕組みの発見である。この知見はミネラル制御の理解に新たな視点をもたらした。副甲状腺ホルモン（PTH）やビタミンD以外にも，ミネラルを制御する未知のホルモン機構が存在していたのである。しかし，Klotho側から見れば，FGF23以外の分子群との相互作用も重要である。Klothoは，ユニークな分子認識様式により，Na,K-ATPaseなど複数の分子に結合しており，体液恒常性維持に貢献している。さらに，FGF23に関しても新たな問題が提起されている。統計上，CKDの予後を決定する最大の要因がFGF23であることが指摘され，本来の標的である尿細管細胞が失われていてもFGF23が「Off-Target効果」を有する可能性が浮上している。すなわち，KlothoとFGF23の役割は完全に等価というわけではない，という視点から研究が進んでいる。いずれにせよ，Klotho, FGF23は，ビタミンD, PTH（parathyroid hormone）に続く新規のミネラル制御因子であり，ミネラル担当臓器である尿細管，腸，骨，副甲状腺が連動する関係性の基盤となっている。

　塩・ミネラルは，糖，脂質，アミノ酸，溶存ガス，pHなどと並んで，体液のかなめである。恒常性維持すなわち健康について考えるとき，体液バランスが重要なポイントであることは間違いない。近年の分子生物学の知見が，古典的な元素制御に着目するきっかけになり，ミネラル代謝研究が，健康，老化，寿命理解を切り拓きつつある。

2．Klotho遺伝子の発見

　Klotho遺伝子変異マウスは，黒尾，鍋島ら（国立精神神経センター・当時）がトランスジェニック（Tg）マウスを作成した際，Tg同士の掛け合わせから得られたホモ接合体から見いだされた。この手法はハエ遺伝学に沿っており，Tg挿入による表現型に着目し，系統を樹立する。興味深いことに，変異マウスは，成長障害，皮膚萎縮，骨異常，椎骨湾曲，メンケベルク（Mönkeberg）型動脈硬化，肺気腫，尿細管石灰化，性腺萎縮など，多彩かつユニークな表現型が観察され，短命であった。Tg遺伝子由来のプラスミド配列を利用してゲ

ノム中挿入箇所を特定し，周辺の遺伝子座を調べたところ，直近に候補遺伝子が見つかった．CMVプロモーターを用いてcDNAを発現したところ，変異マウスの症状をある程度レスキューすることに成功した．この結果から，表現型の原因は単一遺伝子の発現低下であったと結論し，Klothoと名付けた．この命名は，ヒトの一生を司るギリシャ神話の3女神のうち，人生の始まりを担当する「糸を紡ぐ女神（clothesの語源）」に因んでおり，1997年に報告された[1]．

では，なぜ，Klotho遺伝子の機能不全（発現低下）で「老化様」症状が起きるのだろうか？ 変異マウスのリン酸値とビタミンD値が高いことが初期に判明し，解析された．ヒトで「ビタミンD過剰症」が大規模に観察された例としては，かつて小児に過剰投与された医原病がある．文献によれば，たしかに，成長障害や性腺萎縮，異所性石灰化など，Klotho変異マウスに似た症状を呈する[2]．そこで，ビタミンD過剰状態を緩和するため，ビタミンD無添加精製飼料（ビタミンD前駆体も低減した調製）を与えたところ，症状の軽減が見られた．これによっても，症状の原因がビタミンD過剰であることが証明された．吉田，辻川らは，ビタミンD最終活性化酵素として近位尿細管に発現していることが知られていたCYP27B1を調べたところ，変異マウスで発現が亢進していることがわかった．同時に，活性型ビタミンDの24位を水酸化して不活化するCYP24A1の発現は低下しており，Klothoは両者の遺伝子発現を，それぞれ負と正の向きに調節していることがわかった[3]．ビタミンDの制御のうち最も強力なのは負の自己フィードバックなので，ビタミンD投与に対するCYP27B1ないしCYP24A1のレスポンスを調べたところ，フィードバック応答能力は失われていないこともわかった[4]．では，Klotho遺伝子はどのようにして，CYP発現制御を可能にしているのだろうか？

藤森らは，Klotho遺伝子の正確な発現部位を検討するため，β-Galactosidase遺伝子をKlotho遺伝子にノックインしたマウスを作成し，腎臓尿細管の一部，副甲状腺，脳脈絡叢が主な発現部位であると報告した．わずかではあるが，胎児心臓にも発現している[5]．副甲状腺はPTH分泌に特化した臓器なので，尿細管におけるビタミンDの活性化と同様に，ミネラル制御に関連する分子なの

であろうと予想された。また，一次構造はβ-Glycosidaseに相同性をもつアミノ酸配列が細胞外領域で繰り返される膜タンパク質であることがわかったが，それが何を意味するのかが問題であった。構造から考えて，KlothoがCYP遺伝子に対する転写因子として働くとは考えにくい。加えて，細胞内領域はわずか14アミノ酸程度であり，細胞内シグナル伝達分子の可能性も低いと思われた。

一方，遠山，伊村らはKlothoタンパク質の機能を追求するためにCHO細胞由来のKlothoタンパク質を精製し，糖に対する加水分解酵素活性があるかどうかを調べた。種々の単糖類が加水分解を受けるかどうか検証したところ，低いながら特異的なグルクロニダーゼ活性が認められた[6]。これが生理的な活性であると仮定するならば，Klothoは細胞外の糖基質を分解する可能性が考えられた。しかし，グルクロン酸化は，生体分子に親水性を与える一般的な生化学反応であり，多種多様な分子がグルクロン酸化されているので，何がKlothoの特異的な基質なのか突き止めることは難しいと思われた。

さらに，伊村らは高親和性Klotho抗体を作成し，ヒトおよびげっ歯類の血液と脳脊髄液から，130kDaの可溶型Klothoを検出した。サイズから考えて，膜結合型Klothoは細胞膜近傍で切断され，細胞外領域のほとんど全長が数百pg/mLの濃度で体液循環していることになる[7]。この時点での知見を整理すると，KlothoはビタミンD活性調節に影響する因子であるが，タンパク質としては細胞膜結合型と分泌循環型があり，グルクロン酸を基質とする糖分解酵素あるいは糖結合分子（レクチン）ではないかというイメージであった。

3．FGF23遺伝子

1990年代後半に京都大学薬学部・伊藤信行教授らが，ゲノムからin silicoクローニングでFGFファミリーメンバーを次々に同定していた[8]。一般的には，FGFファミリーは，細胞内で，あるいはヘパラン硫酸プロテオグリカンにトラップされて，オートクラインまたはパラクラインで機能する。それに対し，FGF19（マウスでは15），21，23の3つのサブグループは，シグナル配列があ

ることに加え，ヘパリン結合部位を欠落していることにより，ホルモンとして分泌され遠隔臓器で機能するのではないかと予想されていた。とはいえ，単なる機能検証のためにKOマウスを作成するのは簡単なことではない。表現型が出るかどうか予想できないからである。

　FGF23の機能解明は，ヒトの疾患からヒントが得られた。まず，autosomal dominant hypophosphataemic rickets（ADHR）の原因遺伝子がポジショナルクローニングで特定され，FGF23の変異が原因であることが報告された[9]。また，別のアプローチであるが，腫瘍原性骨軟化症（TIO）という疾患の解析からFGF23の機能が推定された。TIOでは腫瘍を摘出すれば低リン酸血症や骨軟化症が軽快することから，腫瘍から「ミネラル制御因子（リン酸抑制因子）」が放出されていると考えられていた。因子同定の目的で，キリンビールの研究グループが患者検体よりリン酸抑制因子を単離することに成功した。その因子がFGF23と同一であったことから，ホルモンと予言されたFGF23は，生理的には骨から分泌されるリン酸抑制因子として働いていたことが判明した[10]。加えて，高リン血症性腫瘍状石灰化症（Tumoral Calcinosis）の原因遺伝子の一つである*o-link*糖鎖転移酵素GALNT3も，FGF23を標的とすることが示唆された[11]。他にも種々のミネラル異常症がFGF23，Klothoに関わることがわかっている。ただちにFGF23過剰発現マウスが作成され，ビタミンDおよびリン酸濃度が低下していることが確認された。また，FGF23投与実験により，CYP発現を介したビタミンD活性化調節以外に，尿細管リン酸トランスポーターNaPiを細胞内に輸送して再吸収を抑制する作用が認められた。

　引き続いてキリンビールチームが作製したFGF23-KOマウスは，CYP27B1亢進による高ビタミンD・高リン酸性ミネラル代謝異常を示した。この症状はKlotho変異マウスに酷似していた。腎臓においてKlothoは主に遠位尿細管に発現しており，尿細管のうち，どのセグメントで両者が結合するのかという問題はあったが，FGF23がKlothoに結合することを確認できたことから，「Klothoは，FGF23がFGF受容体へ結合する際に必要な共受容体である」という仮説が提出された[12]。生体はなんらかの方法で高リン酸あるいは高ビタミンD状

を感知し，骨からFGF23を分泌し，尿細管のKlothoに結合し，FGF受容体のリン酸化シグナルを介してCYP27B1発現抑制およびNaPi細胞内局在調節に至る[13]。ホルモンであるFGF23の活性には，C末の受容体結合配列が必要であり，切断が起きると活性を失う。切断に重要なアミノ酸は176R，179Rであり，各変異の症例がそれぞれ報告されている。CHO細胞で証明されたFGF23切断箇所は179R/180Sの間である[14]。FGF23が体内を循環するとき，全長型のみがKlothoに結合でき，両者の分子間相互作用が原動力となって標的器官へFGF23が集積し，他の臓器にはノイズを入れないという仕組みであると考えられた。KlothoとFGF23の遺伝子KOマウスの類似の表現型は説明されたが，副甲状腺に発現するKlothoの役割や，血中可溶型Klothoの機能について課題が残った。

4．可溶型Klothoの機能

血中可溶型Klothoは，伊村らがヒト，マウスの血液，脳脊髄液から単離し，130kDaのほぼ全長タイプのみが循環していることを見いだした[7]。一方，黒尾（現・自治医大）らはKlotho変異マウスのレスキューに用いたTgマウスを飼育観察し，リッターメイト野生型に比べて2割程度長寿であることを見つけ，血中可溶型Klothoが増えていることが原因であると考えた。遺伝子操作によって過剰発現しても不利な表現型は見いだされなかったため，「Klotho＝長寿タンパク質」であると主張している[15]。黒尾らは，Klothoタンパク質が長寿を誘導するメカニズムとして「ホルモンKlotho」が細胞表面に想定される未知の受容体に結合し，インスリンないしIGF1由来の細胞内シグナル伝達に介入することにより，寿命延長を招来するという仮説を提出している。これは極めて重大な問題であるので，分子機構の解明はもとより，寿命延長の確認，マウス系統のバックグラウンドの影響，Klotho濃度依存性など諸問題の解決が期待される。しかしながら，いまだ「Klotho受容体」の同定およびシグナル経路の実体は明かされないまま，寿命延長の追試も行われておらず，この仮説の決着はついていない模様である。

一方で，筆者らはキリンビールのチームと合同でヒト血中Klothoを測定するELISAシステムを開発した．健常人の統計によれば，臍帯血および出生直後は非常に高く，幼児期には比較的高値を示す．成長に伴い緩やかに低下し，高齢になると減少傾向となる．CKD患者データなどと併せると，血中Klothoは，血清リン酸値およびビタミンDとは正の相関，intact PTHとは負の相関を示す[16]．また，CKDではKlotho濃度が減少しているケースが多いが，意外なことにあまり変化がない患者もみられる．この解釈は難しいが，尿細管の一部がまだ機能しておりKlothoが分泌されているのか，あるいは二次性の副甲状腺機能肥大（過形成）によりKlothoが分泌される可能性がある．

可溶型Klothoの生理的な意義は，膜結合型Klothoと並んで重要かもしれない．ある低ビタミンD性低リン酸性のくる病患者では，Klotho近傍のゲノムに異常が見つかった．この患者では，副甲状腺が著明に肥大しており，PTH濃度が高く，血中Klotho濃度が著明に上昇していた．この状態では通常FGF23は低いはずであるが，予想に反してFGF23が高値であった[17]．この事実から，病理的な状況では，可溶型KlothoがFGF23分泌を誘導するとの考え方も可能であり，少なくとも，ミネラル病態とKlotho血中濃度には相関性があると思われる．実際，Smithらはウイルスを利用してマウス肝臓で過剰な分泌型Klothoを発現させたところ，FGF23が高値になった結果を報告している[18]．このような状況で，血中Klothoの診断マーカーとしての意義が模索されている．一方，血中分泌型Klothoの生理機能について諸説が報告されている．最も衝撃的な仮説は，前掲の黒須，黒尾らによる「長寿ホルモン説」であるが，その他，原尿に放出された分泌型Klothoがtransient receptor portional vanilloid（TRPV）5の修飾糖鎖（シアル酸）を切断し，尿細管ルーメンへのV5局在に貢献する説[19]，可溶型KlothoがWntに結合し，受容体であるFrizzledシグナルを阻害して細胞老化を抑制する説[20]，また，血管内皮細胞に発現するKlothoが細胞表面の未同定受容体に結合して血管再生に寄与する説[21]などが発表されている．このすべてが，「Klotho酵素活性」[6]および「血中循環型Klotho」[7]の報告に基づいて着想されたものといえる．

5．Klotho結合分子群からの知見

　一方，伊村らは，Klothoの発現部位である，脈絡叢，尿細管，副甲状腺の特性に着目していた。とくに副甲状腺はPTH分泌に特化した臓器であることから，Klothoがミネラル代謝に関連することを示す発現パターンであると推測された。そこで，Klothoと結合している分子が存在するのではないかと考え，マウス脈絡叢からKlotho免疫沈降を行い共沈分子を探索したところ，Na,K-ATPaseが大量に結合していることがわかった。では，Klothoは，副甲状腺で何をしているのだろうか？　文献によれば，カルシウム感知受容体（CaR）の発見者であるブラウンらが，PTH分泌にはNa,K-ATPase活性が必要であることを報告していた[22]。伊村らの解析では，KlothoとNa,K-ATPaseの両者は，膜表面でなく細胞内部エンドソーム膜上で会合していた。したがって，エンドソームのNa,K-ATPaseが，PTH分泌に寄与するため形質膜にリクルートされる可能性がある。そこで，アイソトープ標識ウワバインを用いてマウス脈絡叢を解析したところ，細胞外カルシウム濃度に反応して起きるKlotho依存性Na,K-ATPaseリクルート現象を見いだした。Klothoに結合した状態のNa,K-ATPaseがエンドソームに準備されており，細胞外カルシウム（Ca）濃度に反応して形質膜に出てくるらしい。このメカニズムによって，Ca濃度依存性に形質膜で増加したNa,K-ATPaseがPTH分泌を引き起こすと推測された。細胞内リクルート機構の詳細は不明であるが，Na,K-ATPase活性化による膜電位や浸透圧の変化が重要なのかもしれない。遠位尿細管や脈絡叢においても，KlothoとNa,K-ATPaseの複合体は，plasma membrane calcium ATPase（PMCA），Na, Ca-exchanger（NCX），TRPV5などのCa輸送システムと同じ尿細管細胞に発現している。この尿細管では，NCXを介して，Caを運搬するため陽イオンであるNaを交換因子として使用するのだと考えられる。そのためにNa輸送が必要となり，Na,K-ATPaseが活性化されると考えると納得がいく。ミネラル代謝のためにNa,K-ATPaseを動かす必要があり，Klothoは細胞

自律性に「Na,K-ATPaseのリクルート」をサポートする分子であるといえる。以上の結果から，副甲状腺を含め，Klotho発現上皮細胞は，Na,K-ATPase活性化を介してPTH分泌やCa輸送を行うメカニズムが備わっており，この駆動のために精密なCa感知機構が備わっていなければならないと推測された[23]。しかしながら，周知のとおり副甲状腺にはCa受容体（calcium-sensing receptor；CaR）が発現しているものの，脈絡叢にはCaRが発現しておらず，CaR非依存性のCa感知機構が存在するのではないかという可能性がある。細胞外Ca濃度を感知してKlotho/Na,K-ATPase系にシグナルを入力する実体はCaR分子のみで説明できるどうか，あるいは別の感知機構が存在するのか，今後の解明が待たれる。

　とはいえ，KlothoがFGF23に結合することは明確な事実である。FGF23とNa,K-ATPaseは構造も性質も全く異なる分子であり，ホルモン受容と小胞輸送では細胞内空間も異なる。Klotho側から見て，複数の標的分子への結合は，どのようにして可能なのだろうか？　この問題に取り組んだ前田らは，「Klotho結合の一般法則」を見いだした。まず，CHO細胞由来FGF23タンパク質の活性が大腸菌由来のそれと比較して2桁以上高いことに着目し，糖鎖が活性に関与しているのではないかと考えた。そして予測される数カ所の修飾糖鎖結合部位を改変したところ，178スレオニン（T）が活性に重要であることを見いだした。そこで，178T付近のペプチドを単離し，MSで構造を決定したところ，N-アセチルグルコサミン（GlcNac）と硫酸化グルクロン酸（GlcA）の2糖が修飾されていることがわかった。Klothoタンパク質は，この2糖修飾を有するペプチド断片はもちろんのこと，化学合成したGlcNac-GlcAに対しても結合能を示すことから，Klothoにとって糖認識は重要な結合要因であることが判明した。ただし，FGF23における178T変異症例はまだ発見されておらず，今後の調査が待たれる。KlothoがFGF23を特異的に識別するためには，グルクロン酸に結合する硫酸基の部位が重要であると筆者らは考えている（投稿中）。

　では，Na,K-ATPaseとの結合も同様に，何らかの糖鎖が関与しているのであろうか？　マウス腎臓からKlotho抗体で免疫沈降すると，種々のKlotho結合

分子を単離できる。Na,K-ATPaseは代表的な結合分子であるが，これを「グルクロン酸認識抗体」でブロットすると，βサブユニットがグルクロン酸化されていることがわかった。GlcA転移酵素はトランスゴルジに発現しており，多様な制御を受けている。筆者らは尿細管において，GlcA修飾されている複数の膜分子がKlothoに結合することを見いだしている[24]。この知見も，Klothoの糖鎖認識説を支持している。

6．未知のKlothoおよびFGF23の機能

　Klothoは，優良な抗体を用いれば遠位尿細管で明瞭に抗体染色できるが，近位尿細管での発現は判断が難しかった。そこで，ノックインされているβ-Galactosidaseをマーカーとして染色を行ったところ，遠位以外に，近位の一部，ヘンレループの一部，connecting duct，集合管の一部に陽性所見が認められ，Klotho発現が以前考えられていたよりも広範囲にわたることがわかった（投稿準備中）。近位尿細管におけるFGF23シグナル受容には，遠位尿細管より少量のKlotho発現で足りるのかもしれない。その他，ヘンレループ，connecting duct[25]，集合管に発現するKlothoは，遠位尿細管に比べれば量的には少ない。このデータは，分節ごとに結合分子を介して多様な機能を発揮しているのではないかと想像させる。しかし，この仮説の検証は今後の課題である。

　米国の大規模統計によると，FGF23の血中濃度は，ミネラル異常とは独立にCKD患者の予後余命に最も相関が深い要素らしい[25]。CKDでは，FGF23値は血中リン酸値と必ずしも相関せず，生理的というよりむしろ病態特異的なFGF23分泌が予想された。そこで，「CKDではFGF23産生や分泌はどのような機序なのか？」「過剰なFGF23は，病理作用を有するのか？」という問題が浮上した。CKDでは，FGF23が腎臓Klothoを標的とするとは考えにくく，副甲状腺に発現するKlotho（分泌型を含む）を手がかりとした研究と，Klothoを介さないシグナル様式を模索する研究の，2つの流れが生まれた。前者の代表は，可溶型Klothoを大量に発現させたところ，二次的にFGF23血中濃度が著明

に上昇したという報告である。この説では，可溶型Klothoは骨細胞を標的にしている可能性があり，その結果，FGF23産生を惹起するという[26]。しかし，可溶型Klotho受容体は未同定である。また，後者の例として，異常高値のFGF23は一般のFGFファミリーのようにヘパラン硫酸プロテオグリカンに結合して，FGF2（basic FGF）などの古典的増殖シグナルの経路を用いて心筋に増殖シグナルを与え，その結果，心肥大あるいは血管障害が起き，余命短縮の原因となるという仮説が提出されている[27]。これはFGF23のOff-Target効果と考えられ，臨床上，大きな問題になっている（図1-1 A, B）。

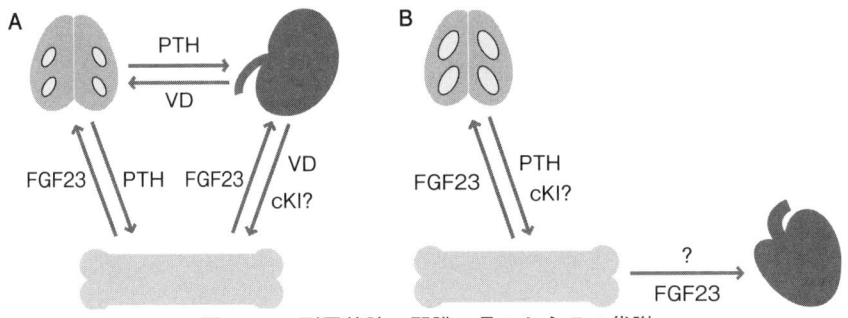

図1-1 副甲状腺，腎臓，骨のミネラル代謝

A
　ミネラル代謝の臓器間関連を理解するとき，副甲状腺，腎臓，骨の三者の関係が重要である。副甲状腺が産生するホルモンPTH，腎臓が活性化するホルモンvitamin D（VD），骨が産生するホルモンFGF23の三者が協調し，ミネラル制御を司っている。それぞれのホルモンが他の臓器由来のホルモンに対し，正あるいは負のフィードバック効果を有している。この関係に，可溶型Klotho（cKl）も参加するのかどうかは解決していない問題である。

B
　CKDにおいて，FGF23が最大の予後悪化因子であることが報告されている。多くの症例では，二次性副甲状腺機能亢進症を続発し，理論上はFGF23のPTH抑制効果が期待されるものの，実際にはPTH分泌は促進されている。これは骨融解を引き起こす原因となる。また，極めて上昇したFGF23は，「Off-Target効果」により，心臓肥大，心血管障害を引き起こすのではないかと考えられている。

7. おわりに

　Klothoマウスは「老化を思わせる」表現型が特徴であった．しかし，症状のほとんどがミネラル異常に起因することは明らかであり，実際，個体におけるKlothoの役割の多くはFGF23シグナルの問題であろう．従来，ミネラル医学は，小児の成長障害と，高齢者ないしCKD患者の骨密度の問題を意識していた．ところが，FGF23/Klotho系の発見により，ミネラルと関係が薄いと思われていた様々な問題，すなわち，心筋や血管への影響が浮かび上がってきている．その意味で，なぜビタミンDやリン酸の過剰，はてはFGF23過剰が組織，細胞に影響を与えるのかという問題はこれからの課題である．培養細胞では，ビタミンDあるいはリン酸が数倍程度濃いからといって大きな影響を与えることはない．生体におけるリン酸の役割は培養細胞ではほとんど再現できないのである．生体では，カルシウムばかりではなくビタミンDやリン酸の濃度は，予想以上に大きな影響を持つのかもしれない．ここにリン酸研究の難しさと醍醐味があるのだろう．

　また，Klotho分子研究の立場からは，Na,K-ATPaeをはじめとして，複数の分子が生体で結合している事実が，FGF23受容に限らないKlothoの多様な分子機能を示唆している．血中循環型Klothoの役割解明や，尿細管をモデルにした各セグメントのKlotho機能の解析など，今後の本格的な研究が期待される．将来的には，FGF23研究は未知の「リン酸制御機構」ないし「Off-Target標的」の理解に向かうと予想されるし，可溶型も含めたKlotho研究は，「糖をモチーフとする多様な結合分子」の解明に向かうだろう．百年前，栄養学から始まったミネラル学が，CKDや成長障害などの疾病あるいは遺伝研究，そしてFGF23/Klotho系のような分子生物学視点を経て，再びいま栄養学のフィールドに回帰し，人類の健康問題としてクローズアップされている．

文 献

1) Kuro-o M., Matsumura Y., Aizawa H. et al：Mutation of the mouse klotho gene leads to a syndrome resembling ageing. Nature 1997；390；45-51.
2) Lowe K.G., Henderson J.L., Park W.W. et al：The idiopathic hypercalcaemic syndromes of infancy. The Lancet, 1954-Elsevier.
3) Yoshida T., Fujimori T., Nabeshima Y.：Mediation of unusually high concentrations of 1,25-dihydroxyvitamin D in homozygous klotho mutant mice by increased expression of renal 1, alpha-hydroxylase gene. Endocrinology 2002；143；683-689.
4) Tsujikawa H., Kurotaki Y., Fujimori T. et al：Klotho, a gene related to a syndrome resembling human premature aging, functions in a negative regulatory circuit of vitamin D endocrine system. Mol Endocrinol 2003；17；2393-2403.
5) Takeshita K., Fujimori T., Kurotaki Y. et al：Sinoatrial node dysfunction and early unexpected death of mice with a defect of klotho gene expression. Circulation 2004；109；1776-1782.
6) Tohyama O., Imura A., Iwano A. et al：Klotho is a novel beta-glucuronidase capable of hydrolyzing steroid beta-glucuronides. J Biol Chem 2004；279；9777-9784.
7) Imura A., Iwano A., Tohyama O, et al：Secreted Klotho protein in sera and CSF：implication for post-translational cleavage in release of Klotho protein from cell membrane. FEBS Lett 2004；565；143-147.
8) Yamashita T., Yoshioka M., Itoh N.：Identification of a novel fibroblast growth factor, FGF-23, preferentially expressed in the ventrolateral thalamic nucleus of the brain. Biochem Biophys Res Commun 2000；277；494-498.
9) ADHR Consortium：Autosomal dominant hypophosphataemic rickets is associated with mutations in FGF23. Nat Genet 2000；26；345-348.
10) Shimada T., Mizutani S., Muto T. et al：Cloning and characterization of FGF23 as a causative factor of tumor-induced osteomalacia. Proc Natl Acad Sci USA 2001；98；6500-6505.
11) Topaz O., Shurman D.L., Bergman R. et al：Mutations in GALNT3, encoding a protein involved in O-linked glycosylation, cause familial tumoral calcinosis. Nat Genet 2004；36；579-581.

12) Urakawa I., Yamazaki Y., Shimada T. et al：Klotho converts canonical FGF receptor into a specific receptor for FGF23. Nature 2006；444；770-774.
13) Gattineni J., Bates C., Twombley K. et al：FGF23 decreases renal NaPi-2a and NaPi-2c expression and induces hypophosphatemia in vivo predominantly via FGF receptor 1. Am J Physiol Renal Physiol 2009；297；F282-291.
14) Shimada T., Mizutani S., Muto T. et al：Cloning and characterization of FGF23 as a causative factor of tumor-induced osteomalacia. Proc Natl Acad Sci USA 2001；98；6500-6505.
15) Kurosu H., Yamamoto M., Clark J.D. et al：Suppression of aging in mice by the hormone Klotho. Science 2005；309；1829-1833.
16) Yamazaki Y., Imura A., Urakawa I. et al：Establishment of sandwich ELISA for soluble alpha-Klotho measurement：Age-dependent change of soluble alpha-Klotho levels in healthy subjects. Biochem Biophys Res Commun 2010；398；513-518.
17) Brownstein C.A., Adler F., Nelson-Williams C. et al：A translocation causing increased alpha-klotho level results in hypophosphatemic rickets and hyperparathyroidism. Proc Natl Acad Sci USA 2008；105；3455-3460.
18) Smith R.C., O'Bryan L.M., Farrow E.G. et al：Circulating α Klotho influences phosphate handling by controlling FGF23 production. J Clin Invest 2012；122；4710-4715.
19) Chang Q., Hoefs S., van der Kemp A.W. et al：The beta-glucuronidase klotho hydrolyzes and activates the TRPV5 channel. Science 2005；310；490-493.
20) Liu H., Fergusson M.M., Castilho R.M. et al：Augmented Wnt signaling in a mammalian model of accelerated aging. Science 2007；317；803-806.
21) Kusaba T., Okigaki M., Matui A. et al：Klotho is associated with VEGF receptor-2 and the transient receptor potential canonical-1 Ca^{2+} channel to maintain endothelial integrity. Proc Natl Acad Sci USA 2010；107；19308-19313.
22) Brown E.M., Watson E.J., Thatcher J.G. et al：Ouabain and low extracellular potassium inhibit PTH secretion from bovine parathyroid cells by a mechanism that does not involve increases in the cytosolic calcium concentration. Metabolism 1987；36；36-42.
23) Imura A., Tsuji Y., Murata M. et al：alpha-Klotho as a regulator of calcium homeostasis. Science 2007；316；1615-1618.

24) Tagawa H., Kizuka Y., Ikeda T. et al：A non-sulfated form of the HNK-1 carbohydrate is expressed in mouse kidney. J Biol Chem 2005；280；23876 – 23883.
25) Tsuruoka S., Nishiki K.：Defect in parathyroid-hormone-induced luminal calcium absorption in connecting tubules of Klotho mice. Nephrol Dial Transplant 2006；21；2762 – 2767.
26) Gutiérrez O.M., Mannstadt M., Isakova T. et al：Fibroblast growth factor 23 and mortality among patients undergoing hemodialysis. N Engl J Med 2008；359；584 – 592.
27) Faul C., Amaral A.P., Oskouei B. et al：FGF23 induces left ventricular hypertrophy. J Clin Invest 2011；121；4393 – 4408.

第2章　FGF23/Klothoのリン代謝制御

瀬川　博子[*]

1．はじめに

　無機リン（以下リン）は生体内でエネルギー代謝・細胞膜・骨の構成成分など生体機能維持に必須のイオンである。生体におけるリンの機能は多様であるため，血中リン濃度が正常値から外れることは，骨代謝，細胞のエネルギー調節，タンパク合成や情報伝達などの様々な問題を引き起こす。FGF23/Klothoリン代謝調節系の存在は，近年，遺伝性リン代謝異常症の責任遺伝子の同定から明らかとなり，現在，その詳細なメカニズムの解明がすすめられている。本章では，リン代謝の基本事項，FGF23/Klothoのリン代謝制御，その破綻により引き起こされるリン代謝異常疾患について概説する。

2．生体内リンバランス調節

　食事に含まれるリンは，無機リンおよび有機リンの形態で存在するが，腸管では無機リンが吸収されると考えられている。成人では，1日に約1,200mgのリンを摂取し，そのうち約800mgが腸管より吸収される。同時に消化液として約150mgのリンが分泌され，差し引き約650mgのリンが体内に取り込まれる。一方，腎臓から約650mgのリンが排泄されることで，リン出納バランスが保たれる[1-4]。血中リン濃度は腸管からの吸収，骨形成，骨吸収および，腎からの排泄と再吸収が様々な因子に応答し，そのバランスが保たれている。食事に

※　徳島大学大学院ヘルスバイオサイエンス研究部分子栄養学分野

含まれるリン含量，活性型ビタミンD，また，リン利尿因子である副甲状腺ホルモン（PTH）やFGF23が中心的なリン吸収/再吸収調節因子である。食事リン含量が低い食事では，腸管リン吸収や腎におけるリン再吸収率は増加する。また，活性型ビタミンDは腸管のリン吸収を促進する中心的な調節因子である。リン負荷（高リン食等）による生体の迅速な応答は，PTHの副甲状腺からの分泌に見られる。続いて，骨からFGF23分泌が亢進する。PTHは腎臓に発現するPTH受容体に結合して，リン利尿を促進する。FGF23は腎臓におけるKlothoおよびFGF受容体と結合して，リン再吸収を抑制することで，リン利尿を促すとともに，活性型ビタミンDの合成を低下させ，腸管リン吸収を抑制する[1-4]。

3．リン吸収と排泄

（1） 腸管リン吸収機構

これまでの基礎研究から腸管リン吸収はナトリウム依存性のリントランスポーターを介する経細胞輸送と細胞間隙を介する受動輸送が想定されている[1-4]。トランスポーター分子はナトリウム（Na^+）依存性リントランスポーターが同定されているが，細胞間隙を介する分子機序は明らかとなっていない。また，経細胞輸送に関わる基底膜側（血管側）のリン輸送分子も明らかにされていない。腸管リン吸収を調節する因子には，食事リン含量，活性型ビタミンD，EGF（epidermal growth factor：上皮成長因子），グルココルチコイド，エストロゲン，代謝性アシドーシスなどがある。とくに食事リン含量および活性型ビタミンDは，中心的な因子であり，食事リン含量が低い食事では，腸管リン吸収率は増加し，活性型ビタミンDは腸管のリン吸収を促進する。逆にリン含量の高い食事または，低ビタミンD状態ではリン吸収は低下する。上述したようにリン利尿因子であるFGF23はリン利尿を促すとともに，活性型ビタミンDの合成を低下させ，腸管リン吸収を抑制する[1-4]。表2－1にリン吸収調節因子をまとめた。

表2-1 小腸リン吸収，および腎再吸収調節因子

	促進因子	抑制因子
小腸リン吸収調節因子	低リン食, 活性型ビタミンD, エストロゲン	高リン食, EGF, グルココルチコイド
腎臓リン再吸収調節因子	低リン食, インスリン, 成長ホルモン（GH）, IGF-I，EGF, All-trans-レチノール酸	絶食，高リン食, 代謝性アシドーシス（慢性）, β-エストラジオール，TGF-α, T_3，カルシトニン，グルカゴン, グルココルチコイド，PGE_2, PTH，FGF23

IGF-I；insulin-like growth factor, TGF-α；transforming growth factor,
T_3；triiodothyronin, PGE_2：Prostaglandin E_2

（2） 腎近位尿細管リン再吸収機構

　血中リン濃度調節において，腎臓は非常に重要な役割を果たしている。過剰なリン摂取状態においても，腎臓でのリン再吸収を抑制し尿へリンを排泄することにより，血中リンバランスを保っている。よって，慢性腎臓病など尿へリンを排出することができなくなると高リン血症に陥る。腎臓の近位尿細管が主なリン再吸収部位であると考えられており，管腔側に局在するナトリウム依存性のリントランスポーターを介する経細胞輸送が再吸収を担っている。また，腸管と同様に基底膜側のリン輸送分子は明らかにされていない。再吸収の調節因子は前述したように，食事リン含量やリン利尿因子PTHやFGF23が中心となっている。食事リン含量が低い食事では，腎リン再吸収率は増加する[1-4]。表2-1にリン再吸収調節因子をまとめた。

（3） 経細胞輸送を担うリン酸トランスポーターの分類

　現在報告されている経細胞輸送を担うリン酸トランスポーターはすべてナトリウムイオン（Na^+）を共輸送するNa^+依存性リントランスポーターである。I型からIII型に分類されており，SLC（solute carrier）分類では，I型はSLC

17，Ⅱ型はSLC34およびⅢ型はSLC20に分類されている[1,5]。表2-2にリントランスポーターを分類し，その特徴と関連疾患をまとめた。Ⅰ型のNPT1/SLC17A1は8つの分子が分類されているSLC17グループに属している。NPT1は最初にリン輸送に関するトランスポーターとして同定された分子であり，腎臓や肝臓に発現が検出される。しかし，後の研究よりパラアミノ馬尿酸などの有機酸イオンや，塩素イオン（Cl^-）の輸送に関わることが報告されている。

Ⅱ型のNPT2はSLC34グループに分類され，SLC34A1/NaPi2a，SLC34A2/NaPi2bおよび，SLC34A3/NaPi2cに分類される。生体内リン代謝調節機構を考える上でⅡ型NaPiトランスポーターは，血中リン濃度の調節に重要な役割を果たしていると考えられている。

表2-2　ナトリウム依存性リントランスポーターの分類と特徴

Class	Type Ⅰ	Type Ⅱ			Type Ⅲ	
SLC*分類	SLC17A	SLC34A1	SLC34A2	SLC34A3	SLC20A1	SLC20A2
トランスポーター名	NPT1/NaPi1/OATv1	NPT2a/NaPi2a	NPT2b/NaPi2b	NPT2c/NaPi2c	PiT-1	PiT-2
組織分布	腎, 肝	腎	肺, 腸, 精巣, 唾液腺	腎	様々な組織	
関連疾患	報告なし	ファンコーニ症候群	肺胞微石症	高カルシウム尿を伴う低リン血症性クル病	報告なし	特発性大脳基底核石灰化症

＊　SLC；solute carrier

NaPi2aと2cは主に腎臓近位尿細管に，NaPi2bは主に小腸上皮細胞に局在しており，管腔側にてリン輸送を担っている。NaPi2aとNaPi2bは，3個のNa^+と1個のHPO_4^{2-}を輸送する起電性の輸送特性を持つが，NaPi2cは2個のNa^+と1個のHPO_4^{2-}を輸送し，電気的に中性の特性を示す。食餌リン含量はNaPi2a，2bおよび，NaPi2cの重要な調節因子である。マウスやラットを用いた研究からリン含量の低い食餌を与えることにより発現が増加し，リン含量の高い食餌により発現量は減少する。また，前述した活性型ビタミンDはNaPi2bの発現を増加させ，腸管リン吸収を促進する。リン利尿因子であるPTHやFGF23は，NaPi2aおよびNaPi2cの発現を抑制し，リン利尿を促進する。齧歯

類を用いた基礎研究から，腎におけるリン再吸収の中心的役割を果たすのが，NaPi2aであり，NaPi2cは離乳時期に発現が著しく増加する成長に関係する分子であると考えられている。また，齧歯類においては，NaPi2aが主要なリン再吸収を担う分子であると認識されているが，NaPi2cはヒトにおいて高カルシウム尿を伴う遺伝性低リン血症性くる病の原因遺伝子であることが明らかとなり，種における重要性の違いがある[1,5]。一方，NaPi2a変異もファンコーニ症候群に関連することが報告されている。NaPi2bは，腸以外に肺，精巣にも高い発現があり，肺胞微石症患者において遺伝子変異が報告されている。

Ⅲ型トランスポーターであるPiT1およびPiT2は様々な組織に発現が認められる分子である[1,5]。Ⅲ型は，当初，ウイルスレセプターとして同定された分子であったが，後にナトリウム依存性リントランスポーターの機能を有することが明らかにされた。PiT1およびPiT2ともにリンに対して高い親和性を持つことが報告されている。また，Ⅲ型は$H_2PO_4^-$を輸送基質とする。近年，小腸や腎臓の管腔側で局在することが報告されたが，Ⅲ型トランスポーターのリン吸収および再吸収における生理学的役割は明らかにされていない。PiT2は，特発性大脳基底核石灰化症に関連することが報告されている。

以上より，血中リン濃度調節には，Ⅱ型リントランスポーターの関与が大きく関わっていると考えられている。図2-1にリン代謝調節機構を示す。

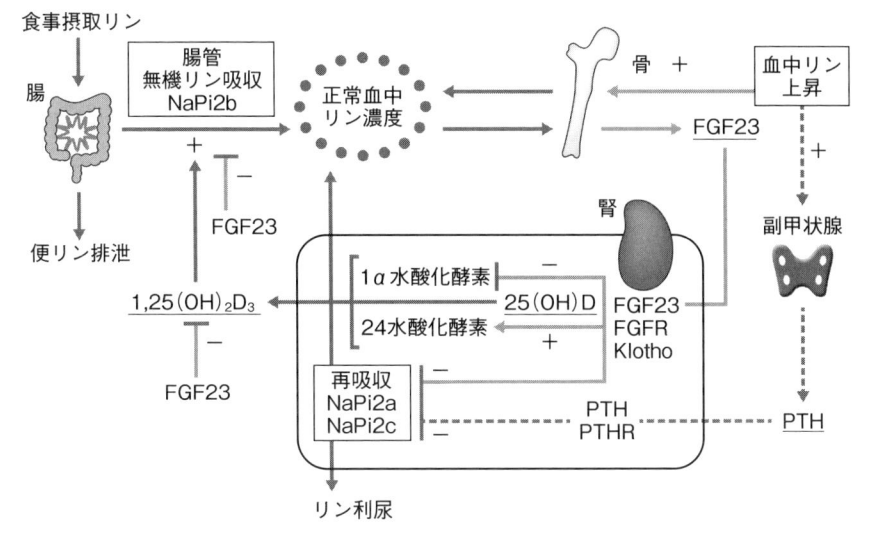

第2章 FGF23/Klothoのリン代謝制御　31

図2-1 血中リン濃度調節機構

血中リン濃度は腸管からの吸収，骨形成，骨吸収および，腎からの排泄と再吸収が調節因子に応答し，そのバランスが保たれている．食事リン含量，活性型ビタミンD，またリン利尿因子であるPTHやFGF23が中心的なリン吸収/再吸収調節因子である．血中リン濃度の上昇により，副甲状腺からPTHが分泌され，近位尿細管においてPTH受容体と結合し，下流シグナルが伝達される．その結果，リン再吸収が抑制され，リン利尿が促進される．また，FGF23は骨から分泌され，腎においてFGF受容体，Klothoと結合し，下流シグナルが伝達される．その結果，リン再吸収が抑制され，リン利尿が促進されるとともに，1α水酸化酵素の発現を抑制，24水酸化酵素の発現を増加させることで活性型ビタミンDの合成を低下させ，腸管リン吸収の抑制につながる．これらの作用は，腸管リン吸収および腎リン再吸収を担うⅡ型Na^+依存性リントランスポーター（NaPi2a，2bおよび2c）発現を増減することにより調節されている．

4．FGF23とKlotho

（1） Klotho変異マウスとFGF23ノックアウトマウス

　Klothoマウスは，当初，老化モデル動物として検討されていたが，その表現系が後に報告されたFGF23ノックアウトマウス（FGF23-KOマウス）と非常に類似していた[6,7]．そのことから，リン代謝におけるFGF23/Klotho調節系の分子メカニズムの解明が進展した．Klotho変異マウスは血中ビタミンD濃度

の上昇，著しい高リン血症を示す。腸管および腎ともにKlotho変異マウスで有意にリン輸送活性の上昇が確認されており，これらの上昇が著しい高リン血症を引き起こす[8]。その分子メカニズムであるが，Klotho変異マウスにおいて，腸管におけるリン酸トランスポーターNaPi2bのタンパク発現レベル，および腎におけるリン酸トランスポーターNaPi2a/NaPi2cのタンパク発現の著しい増加が認められる。Klotho変異マウスにおける高リン血症はこれらNaPi2a，2bおよび2cトランスポーター発現の増加に起因するリン吸収および再吸収の増加による。先にも述べたが，活性型ビタミンDは腸管NaPi2b遺伝子発現を上昇させる強力な調節因子である。Klotho変異マウスは高ビタミンD血症を示すことより，腸管のリン吸収能の上昇はビタミンDの高値によるものと考えられる。一方，腎NaPi2aおよびNaPi2c遺伝子発現はKlotho変異マウスにおいて著しく抑制されているにも関わらず，タンパク発現レベルのみ上昇していた。このことから，腸管におけるNaPi2b発現上昇の機構と腎におけるNaPi2a/NaPi2c発現上昇の機構は異なるものと考えられた[8]。一方，後に報告されたFGF23-KOマウスも，高ビタミンD血症および高リン血症を示す。リン吸収，再吸収の分子メカニズムの詳細は報告されていないが，腎のNaPi2aタンパク発現の上昇についてはKlotho変異マウスと同様の結果が示されている[7]。他にも，成長遅延，短命であることなど，Klotho変異マウスとFGF23-KOマウスの表現系が非常に類似していた。これらのことが，KlothoとFGF23のシグナル伝達のメカニズム解明につながった。

(2) FGF23/Klotho

FGF23は，最初に新規のFGFファミリーに属する分子として報告された[9]。251個のアミノ酸からなる分泌性タンパク質であり，N端には24アミノ酸からなるシグナルペプチドが存在する。また，179番目のアルギニン残基と180番目のセリン残基の間で切断を受けて不活性化される。FGF23は構造上，他のFGFファミリー分子に見られないユニークな分子であると考えられている（図2-2）。ほぼ同時期に常染色体優性遺伝性低リン血症性くる病／骨軟化症

第2章　FGF23/Klothoのリン代謝制御　33

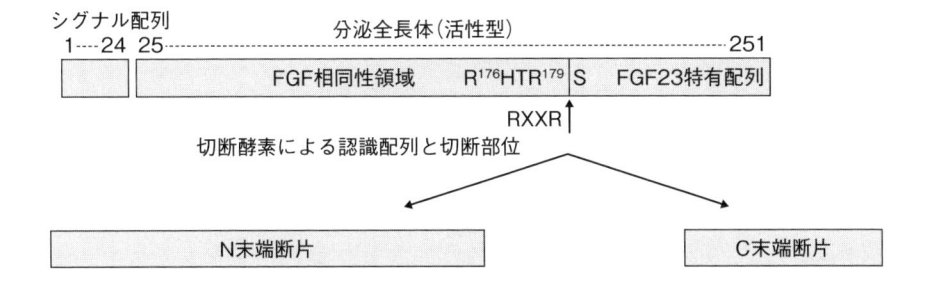

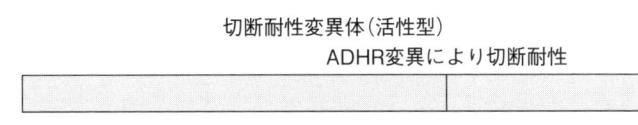

図2-2　FGF23の構造

FGF23遺伝子は，251個のアミノ酸残基からなるタンパク質を構成している。N端には24アミノ酸からなるシグナルペプチドが存在する。また，179番目のアルギニン残基と180番目のセリン残基の間で切断を受けて不活性化される。FGF23は構造上，他のFGFファミリー分子に見られないユニークな分子であると考えられている。

(autosomal dominant hypophosphatemic rickets/osteomalacia；ADHR) の責任遺伝子として，さらに腫瘍性骨軟化症（tumor-induced osteomalacia；TIO）が産生するフォスファトニン（リン代謝調節液性因子）として見いだされた[10,11]。FGF23は主として骨細胞で産生され腎臓などの遠隔臓器で作用を発揮するところから，現在，ホルモンとして位置づけられる[12]。本章では，Klothoについての詳細は省略するが，Klothoは腎臓において，遠位尿細管に発現が高い。FGF23/Klothoは，近位尿細管におけるNaPi2aおよびNaPi2cナトリウム依存性リントランスポーターの発現，機能を抑制することにより，リン排泄を促す。また，ビタミンD代謝酵素である1α水酸化酵素の発現を抑制，24水酸化酵素の発現を増加させることで活性型ビタミンD合成の抑制を介し，腸管リン吸収抑制に関わる。分子メカニズムとしては，詳細は未だ明らかとなっていないが，受容体については，遠位尿細管におけるFGFRおよびKlothoによるヘテロ二量体であることが定説として受け入れられている[13,14]。現在のところリン利尿に関与する受容体として，ノックアウトマウス等の研究から遠位尿細管

に局在するFGFR1，およびFGFR4が関与することが示唆されている[15]。FGF23が，遠位尿細管においてFGFR/Klothoと結合することにより，下流へシグナルが伝達される[14, 16]。しかしながら，リントランスポーターは腎近位尿細管に局在しており，遠位尿細管ではじまるFGF23/Klothoのリン利尿シグナルがどのようにして，近位尿細管に伝達されるかは明らかではない（図2-3）。

（3） FGF23/Klotho関連リン代謝異常疾患

FGF23またはKlothoが原因と考えられるリン代謝異常疾患はこれまで複数が知られている[17]。表2-3にFGF23/Klothoが関わるリン代謝異常疾患をまとめた。詳細は省くが，FGF23遺伝子変異，Klotho遺伝子変異または，関連分子の遺伝子変異によりFGF23の働きが正または負に傾くことにより，低リン血症または高リン血症に陥る。低リン症性くる病/骨軟化症に共通するのは，血中FGF23の高値あるいはFGF23の活性化が認められることである。特に腫瘍性骨軟化症は，腫瘍がFGF23を過剰に産生しており，高濃度の血中FGF23が認められた。この腫瘍の除去により，血中FGF23濃度の低下が認められ，それに随意して低リン血症の是正が認められる。また，FGF23の作用過剰を呈する遺伝性疾患としてX染色体優性低リン血症性くる病/骨軟化症（PHEX；phosphate-regulating gene with homologies to endopeptidases on the X-chromosome遺伝子異常），ADHR（FGF23遺伝子異常），常染色体劣性低リン血症性くる病/骨軟化症1（DMP1；dentin matrix protein 1 遺伝子異常），常染色体劣性低リン血症性くる病/骨軟化症2

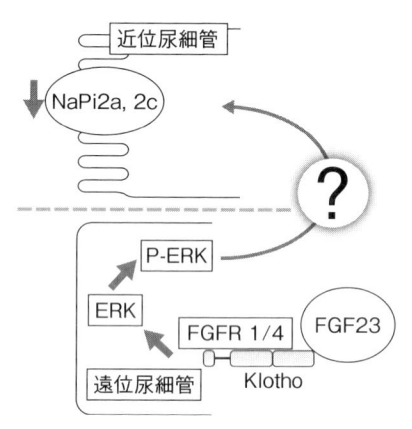

図2-3 FGF23/FGFR/Klothoとリントランスポーターの腎臓における局在

FGF23は主として骨細胞で産生され腎臓などの遠隔臓器で作用を発揮する。FGF23が，遠位尿細管においてFGFR/Klothoと結合することにより，下流へシグナルが伝達されるが，NaPi2a, 2cリントランスポーターは腎近位尿細管に局在している。どのように，利尿シグナルが，近位尿細管に伝達されるか明らかではない。

表2-3 FGF23/Klothoが関わるリン代謝異常疾患

疾患名	略名	遺伝子	メカニズム
低リン血症			
Tumor Induced Osteomalacia	TIO		FGF23過剰
X-linked hypophosphatemia	XLH	PHEX	FGF23過剰
Autosomal-dominant hypophosphatemic rickets, AD	ADHR	FGF23	FGF23過剰
Autosomal-recessive hypophosphatemic rickets, AR	ARHR1	DMP1	FGF23過剰
Jansen disease, AD		PTHR1*	FGF23過剰
Fibrous dysplasia, postzygotic somatic	FD	GNAS	FGF23過剰
高リン血症			
Hyperphosphatemic familial tumoral calcinosis type1, AR	HFTC	GALNT3	FGF23欠乏
Hyperphosphatemic familial tumoral calcinosis type2, AR	HFTC	FGF23	FGF23欠乏
Hyperphosphatemic familial tumoral calcinosis type3, AR	HFTC	Klotho	FGF23耐性

* PTHR1；PTH/PTHrP receptor

(ENPP1；ectonucleotide pyrophosphatase/phosphodiesterase 1 遺伝子異常)，McCune-Albright症候群に伴う低リン血症があげられる．さらに遺伝性疾患ではないが，含糖鉄やポリマルトース鉄投与によりFGF23分泌が刺激され，低リン血症性くる病／骨軟化症が引き起こされる報告もある．FGF23の同定につながったADHRはFGF23の176番目あるいは，180番目のアルギニン残基の変異により他のアミノ酸に置換された結果，切断による不活性化に対して抵抗性を獲得するため，FGF23の作用過剰を引き起こす．一方，FGF23作用障害に関して，高リン血症性腫瘍状石灰化症（FGF23遺伝子異常，GALNT3；N-acetylgalactosamine transferase 3 遺伝子異常，Klotho遺伝子異常）があげられる．FGF23およびGALNT3遺伝子異常では，FGF23タンパク質のプロセッシングが亢進し，活性を有する全長FGF23が減少する．Klotho遺伝子異常では，FGF23への抵抗性のためFGF23作用障害作用障害が惹起されるものと考えられる．

（4） Klotho単独によるリン代謝調節

 Klothoは分泌型となり，血中，尿中や脳脊髄液中で検出されることが報告されている。この可溶型Klothoの詳細は省くが，Na^+/K^+ATPase，腎臓カルシウムチャネル（TRPV5）などの調節にも関与することが報告されている。リントランスポーターに関しては，NaPi2aおよびNaPi2cの糖鎖に作用し細胞膜での安定性を失い発現，機能低下へと導く報告がある[18,19]。

5．おわりに

 FGF23/Klothoリン代謝調節機序について概説した。FGF23/Klothoの発見によりリン代謝調節機構の大きく進展したが，まだ詳細は明らかにされていない。近年，慢性腎臓病患者数が日本国内のみならず，世界的に増加していることからリン管理の重要性が考えられ，多くの研究が進められている。今後の展開が望まれる。

文　献

1) Miyamoto K., Haito-Sugino S., Kuwahara S. et al : Sodium-dependent phosphate cotransporters : lessons from gene knockout and mutation studies. J Pharm Sci 2011 ; 100 ; 3719-3730.
2) Miyamoto K., Ito M., Tatsumi S. et al : New aspect of renal phosphate reabsorption : the typeⅡc sodium-dependent phosphate transporter. Am J Nephrol 2007 ; 27 ; 503-515.
3) Murer H., Hernando N., Forster I. et al : Proximal tubular phosphate reabsorption : molecular mechanisms. Physiol Rev 2000 ; 80 ; 1373-1409.
4) Murer H., Hernando N., Forster I. et al : Regulation of Na/Pi transporter in the proximal tubule. Annu Rev Physiol 2003 ; 65 ; 531-542.
5) Biber J., Hernando N., Forster I. : Phosphate transporters and their function. Annu Rev Physiol 2013 ; 75 ; 535-550.
6) Kuro-o M., Matsumura Y., Aizawa H. et al : Mutation of the mouse klotho gene leads to a syndrome resembling ageing. Nature 1997 ; 390 ; 45-51.

7) Shimada T., Kakitani M., Yamazaki Y. et al : Targeted ablation of Fgf23 demonstrates an essential physiological role of FGF23 in phosphate and vitamin D metabolism. J Clin Invest 2004 ; 113 ; 561-568.
8) Segawa H., Yamanaka S., Ohno Y. et al : Correlation between hyperphosphatemia and type Ⅱ Na-Pi cotransporter activity in klotho mice. Am J Physiol Renal Physiol 2007 ; 292 ; F769-779.
9) Yamashita T., Yoshioka M., Itoh N. : Identification of a novel fibroblast growth factor, FGF-23, preferentially expressed in the ventrolateral thalamic nucleus of the brain. Biochem Biophys Res Commun 2000 ; 277 ; 494-498.
10) ADHR Consortium : Autosomal dominant hypophosphataemic rickets is associated with mutations in FGF23. Nat Genet 2000 ; 26 ; 345-348.
11) Shimada T., Mizutani S., Muto T. et al : Cloning and characterization of FGF23 as a causative factor of tumor-induced osteomalacia. Proc Natl Acad Sci USA 2001 ; 98 ; 6500-6505.
12) Quarles L.D. : A systems biology preview of the relationships between mineral and metabolic complications in chronic kidney disease. Semin Nephrol 2013 ; 33 ; 130-142.
13) Urakawa I., Yamazaki Y., Shimada T. et al : Klotho converts canonical FGF receptor into a specific receptor for FGF23. Nature 2006 ; 444 ; 770-774.
14) Kuro-o M. : Klotho, phosphate and FGF-23 in ageing and disturbed mineral metabolism. Nat Rev Nephrol 2013 ; 9 ; 650-660.
15) Gattineni J., Alphonse P., Zhang Q. et al : Regulation of renal phosphate transport by FGF23 is mediated by FGFR1 and FGFR4. Am J Physiol Renal Physiol 2014 ; 306 ; F351-F358.
16) Olauson H., Lindberg K., Amin R. et al : Targeted deletion of Klotho in kidney distal tubule disrupts mineral metabolism. J Am Soc Nephrol 2012 ; 23 ; 1641-1651.
17) Bergwitz C., Juppner H. : FGF23 and syndromes of abnormal renal phosphate handling. Adv Exp Med Biol 2012 ; 728 ; 41-64.
18) Dermaku-Sopjani M., Sopjani M., Saxena A. et al : Downregulation of NaPi-Ⅱa and NaPi-Ⅱb Na-coupled phosphate transporters by coexpression of Klotho. Cell Physiol Biochem 2011 ; 28 ; 251-258.
19) Hu M.C., Shi M., Zhang J. et al : Klotho : a novel phosphaturic substance acting as an autocrine enzyme in the renal proximal tubule. FASEB J 2010 ; 24 ; 3438-3450.

第3章　FGF23/α-Klotho遺伝子と老化制御

山本　浩範*

1. はじめに

　加齢は生物がもつ誕生から死に至るまでの生命現象を意味し，老化は個体の成長後に出現する身体機能，生理的機能の不可逆的減退を加味した変化を意味するとされている。よって，老化は，その要因や過程がどのようなものであっても最終段階は死（寿命）であると理解しなければならない。老化の進行には遺伝的要因，住居環境や食生活習慣が大きく影響するとされるが，実際にこれら多因子が各ライフステージにおいてどのようにして老化制御に関与しているのかを医学，栄養学，農学など幅広い分野における科学的研究成果から学ぶことが重要と考える。本章では，抗老化遺伝子として発見されたα-Klotho遺伝子とKlotho変異マウスで観察される老化様症状，そして新しいリン・ビタミンD代謝調節系として解明されたFGF23/Klothoシグナルの重要性と腎臓病を主とした種々の疾患，薬剤や食事因子によるα-Klotho遺伝子の発現調節機構について解説する。

2. α-Klotho遺伝子と老化症状

　Klotho変異マウスは，1997年，黒尾らによって高血圧トランスジェニックマウスモデルの開発中にマウス突然変異体として偶然に発見された。この変異マウスは，人間の早期老化に似た印象的な表現型を示したことから，生命の糸を

＊　仁愛大学人間生活学部健康栄養学科

紡ぐギリシャ神話の女神の名にちなんでKlothoと名付けられ，原因遺伝子として α-Klothoが同定され，本遺伝子を破壊したマウスは早老症候群を引き起こし，逆に過剰発現すると寿命を延ばす機能を有することが報告された[1,2]。しかしながら，α-Klothoが，線維芽細胞増殖因子23（FGF23）によるリン代謝およびビタミンD代謝の制御に不可欠であることも明らかになり，リンを中心としたミネラル摂取と老化制御との関連や慢性腎不全の病態との関連についての謎が解明されつつある[3]。

　Klotho変異マウスのホモ接合体は，寿命の短縮，動脈硬化，骨粗鬆症，皮膚萎縮，肺気腫，様々な軟組織の異所性石灰化，性器成熟不全，皮膚の老人性萎縮，難聴など，いわゆる早期老化症候群の徴候を呈することから，Klotho変異マウスは，現在，広く人間の老化研究のためのモデルとして用いられている。Klotho変異マウスゲノムの解析により，導入遺伝子の約10コピーが5番染色体上の単一遺伝子座にタンデムに挿入され，未知の遺伝子のプロモーター領域を中断していた。そのプロモーター領域の下流の遺伝子が，後に α-Klotho遺伝子として同定された[1]。実際，α-Klotho遺伝子を欠損させたKlotho欠損マウスも作成されたが，Klotho変異マウスで観察されたものと同一の老化に似た表現型を示した。さらに，Klotho変異マウスの表現型は，ウイルスベクターを用いた全長 α-Klotho遺伝子のKlotho変異マウスへの導入により回復することが示されている。α-Klotho タンパクは，一回膜貫通型膜タンパクであるが，細胞膜上でタンパク分解酵素による切断を受け，細胞外ドメインが細胞外へ放出される。つまり，α-Klotho タンパクは，膜型または分泌型として存在し，それぞれ異なる機能を有すると考えられている。実際，分泌型 α-Klothoは，Wntシグナル伝達，抗酸化作用や，腎臓のイオンチャネルや輸送担体の活性調節を含む多様な生理的役割を有していることが明らかにされている。また，分泌型 α-Klothoは，FGF23と膜型 α-KlothoおよびFGF受容体の複合体の阻害因子としてFGF23/Klothoシグナルを負に調節する可能性が考えられている[4]。このように，α-Klothoは，寿命を延長させる「老化抑制遺伝子」であり，α-Klothoの生理作用の解明が老化制御の解明につながるとして研究が進められて

いる。

　Klotho変異マウスは，上記にあげた様々な老化症状のほかに，血清中のリン酸濃度の亢進，活性型ビタミンD濃度の亢進が引き起こされていること，さらに，Klotho変異マウスでは，活性型ビタミンD_3合成酵素である1α水酸化酵素（CYP27B1）の発現亢進が引き起こされていることが2003年に明らかにされ，α-KlothoのビタミンD代謝への寄与が示された[5]。つまり，α-Klothoタンパクには，腎臓においてCYP27B1の発現を負に制御することによって，活性型ビタミンDの産生を抑制する役割があるとされ，早期老化モデルマウスとして同定されたKlotho変異マウスの発見とα-Klotho遺伝子の同定により，生体ビタミンD代謝を制御する新たな因子が浮かび上がった。α-Klothoの発見に遅れ，2001年にリン代謝調節を制御する新たな因子として同定された線維芽細胞増殖因子（FGF23）が，低リン血症，血中活性型ビタミンDの低値を呈する腫瘍性骨軟化症の原因として同定された[6]。その後，Klotho変異マウスとFGF23ノックアウトマウスの表現型が，極めて類似していたことから，FGF23とα-Klothoの結合による複合体を形成することで，はじめて機能を発揮すること可能となることが示され，α-KlothoによるビタミンD代謝調節のメカニズムが急速に解明された[7]。通常，FGFファミリーは，分泌後，細胞外マトリックスにトラップされることにより発現細胞または近傍細胞に作用するオートクラインまたはパラクライン作用を発揮するが，内分泌エンドクライン作用を示すメタボリックFGF19サブファミリー［FGF19（マウスではFGF15），FGF21およびFGF23］は，ヘパリン結合能がないために血中を循環することで標的細胞に対するホルモン様作用を示すことが可能になると考えられた[8]。このFGF23の内分泌作用の機序についてもFGF23とα-Klothoの機能的相互作用の事実の証明により，腫瘍や骨（骨細胞）から分泌されるFGF23が，どのようにして腎臓や副甲状腺に選択的な作用を示すのか理解されるようになった。

3．FGF23/Klothoによるリン・ビタミンD代謝調節と破綻による老化様症状の発症

　前述したように，Klotho変異マウスおよびα-Klotho欠損マウスでは，様々な老化様症状を示すが，代表的なものとして腎臓，動脈，心臓，皮膚，肺などに異所性石灰化病変が顕著に観察される。α-Klotho遺伝子の著しい発現低下あるいは欠損が原因で生じる動脈の石灰化病変は高齢者に観察されるメンケベルグ型動脈硬化に極めて類似しており，また，この症状は腎不全や透析患者で観察される動脈の異常に極めて類似している。α-Klotho欠損マウスでは，血中活性型ビタミンD［$1,25(OH)_2D$］濃度の高値，高カルシウム血症および高リン血症が観察されたことから，α-Klotho欠損マウスへのビタミンD欠乏食を用いた飼育やα-Klotho遺伝子とビタミンD合成酵素のCYP27B1遺伝子のダブルノックアウトにより$1,25(OH)_2D$の血中濃度を低下させた場合，あるいは$1,25(OH)_2D$の受容体であるビタミンD受容体（VDR）遺伝子とのダブルノックアウトにより生体ビタミンD作用の亢進を抑制した場合，α-Klotho欠損マウスの病的表現型がレスキューされるかいくつかの研究結果が報告された。結果としてビタミンD代謝亢進および作用亢進の抑制は，異所性石灰化，寿命の短縮のみならず，α-Klotho欠損マウスで観察される多くの老化様症状が改善されることが明らかになった[9,10]。さらに，$1,25(OH)_2D$の産生亢進による誘導される高リン血症は，異所性石灰化を誘導するリスクファクターとして知られ，リン毒性の回避がα-Klotho欠損マウスの老化様症状に与える影響が観察された。方法としては，腎近位尿細管でリン再吸収を担うナトリウム依存性リン酸輸送担体（NaPi2a；Slc34a1）遺伝子を欠損させたリン排泄亢進による低リン血症マウスを用い，α-Klotho遺伝子とNaPi2a遺伝子を欠損したダブルノックアウトマウスが作製された。その結果，高リン血症が改善されただけでなく，異所性石灰化，肺気腫や皮膚萎縮など老化様症状が改善された[11]。これらの研究報告から，α-Klotho欠損マウスが呈する血管や軟部組織の石灰化，肺気腫，皮膚の老人性萎縮などの老化様症状は，腎臓におけるCYP27B1とNaPi2a

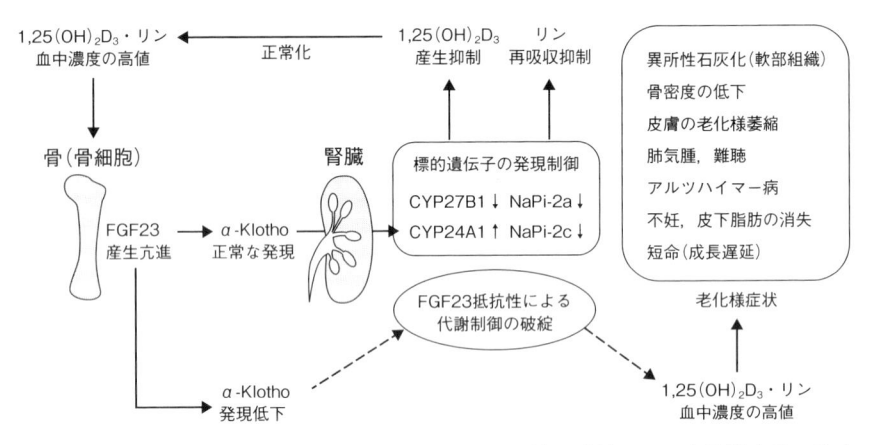

図3-1 FGF/Klothoによるリン・ビタミンD代謝調節と破綻による老化様症状の発症

の抑制機構の破綻が1,25(OH)$_2$D産生を亢進し，リン再吸収の亢進による高リン血症をもたらすことが主な要因となることを示唆している（図3-1）。

4. α-Klotho遺伝子の発現調節因子と疾患

　腎臓は，水・電解質バランス，酸塩基平衡の調節，老廃物の排出だけでなくレニン・アンギオテンシン系の調節，1,25(OH)$_2$D産生そしてエリスロポエチン産生など内分泌臓器としても重要である。慢性腎臓病では，これらの内分泌機能の障害を原因とした腎性貧血や腎性骨異栄養症などを呈する。ここで重要なことは，老化抑制遺伝子であるα-Klotho遺伝子の発現が主に腎臓に発現しているということから，腎臓は老廃物を尿として排泄する臓器だけでなく，老化制御を担う重要な臓器である可能性があるということである。慢性腎臓病患者は，体内へのリンの貯留，FGF23の血中濃度の上昇が生じ，Klotho変異マウスと同様，血管石灰化，骨粗鬆症，心肥大，骨格筋や皮膚の萎縮などの合併症を呈しやすいことが指摘されている。興味深いことに，腎不全患者や腎不全モデルラットでは，腎臓のα-Klotho遺伝子の発現の低下が生じることが報告さ

れ，慢性腎臓病で心血管病（CVD）が多く見られるのは腎不全の進行とともに発現減少する α-Klotho遺伝子が原因ではないかという仮説が提唱されている[12, 13]。近年，開発された α-Klotho測定ELISAキットを用いた解析では，腎機能の低下により α-Klothoの血中濃度が低下することが示され，慢性腎臓病の新しいバイオマーカーとなる可能性が示唆された[14]。しかしながら，最近になって慢性腎臓病の進行と血中 α-Klotho濃度に明確な関係が認められないという報告もされ，今後の知見の集積が望まれる[15]。 α-Klotho遺伝子の発現制御に重要な転写調節領域（プロモーター領域）のDNAメチル化制御機構が，腎臓特異的な発現に関与することや，腎機能の悪化により生じる尿毒素物質のインドキシル硫酸が α-Klotho遺伝子のプロモーター領域をメチル化することが証明された[16, 17]。その他の調節因子として，これまでに1,25(OH)$_2$D投与や食事中のリン含有量を低くした低リン食（0.4％）の摂取が，腎臓での α-Klotho遺伝子の発現を上昇させることや，逆にリン含有量1.5％の高リン食がその発現を低下させることが報告されている[5, 18]。また，副甲状腺切除ラット[19]，高血圧モデルラット[20]，食欲調節ホルモンであるレプチンのシグナル異常により肥満を呈するマウス[21]，ストレプトゾトシン剤の投与により膵臓の β 細胞を破壊した糖代謝異常ラット[22]，そしてグラム陰性菌の外膜に存在している成分であるリポポリサッカライド（リポ多糖，内毒素）の投与による急性炎症誘発マウス[23]では， α-Klotho遺伝子の発現が低下することが観察されている。興味深いことに，インスリン感受性改善薬として用いられているチアゾリジン系薬剤としてペルオキシゾーム増殖剤応答性受容体（peroxisome proliferator-activated receptor γ ; PPAR γ）のアゴニストであるトログリタゾン，ピオグリタゾン，ロシグリタゾンの投与[24, 25]や，脂質代謝改善薬であるHMG-CoA還元酵素阻害剤のスタチン系製剤（アトルバスタチン，ピタバスタチン）の投与は，腎臓における α-Klotho遺伝子の発現を増加させる（図3-2）[26]。このことから， α-Klotho遺伝子の発現は，様々な疾患の進展により抑制され，また栄養代謝異常に対するいくつかの治療薬により増加することから，疾患発症および進展そして治療効果に本遺伝子が深く関わっている可能性

が考えられる。特に，慢性腎臓病で見られるα-Klotho発現の低下のメカニズムとCVD発症との関連については，腎機能低下に伴う尿毒素物質のインドキシル硫酸や血圧促進因子のアンギオテンシンⅡの血中濃度の増加，活性型ビタミンDの産生低下等のα-Klotho発現の抑制因子が複合的に作用することで，その発現が減少し，FGF23抵抗性を惹起し，高リン血症や骨代謝異常，インスリン抵抗性や酸化ストレスの増大が疾病を増悪，悪循環となり最終的に心血管イベントが導かれる可能性が示唆されている（表3-1）。このように，α-Klotho遺伝子の発現量を調節する因子の同定は，疾患の発症・進展や老化制御を理解する上で重要となる。

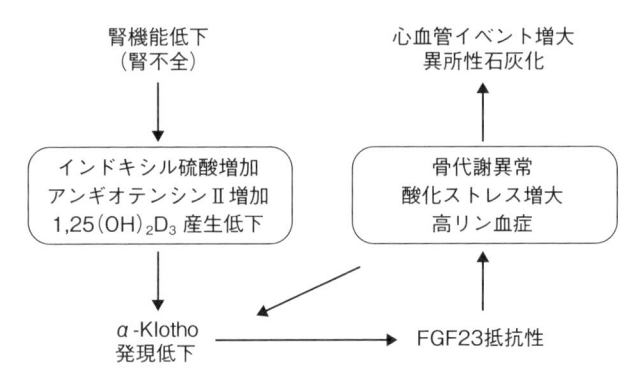

図3-2 腎機能低下によるα-Klotho発現の低下と合併症の発症

表3-1 α-Klotho 遺伝子の発現調節因子

発現促進	発現抑制
低リン食	高リン食
活性型ビタミンD（1,25(OH)$_2$D$_3$）	慢性腎不全（5/6腎臓摘出）
尿毒素吸着薬（AST120）	急性腎不全（シクロスポリン，シスプラチン）
抗酸化剤（N-アセチルシステイン）	虚血再灌流腎（酸化ストレス）
NF-κB阻害剤（PDTC，ISO）	尿毒素物質（インドキシル硫酸）
HMG-CoA還元酵素阻害剤	高血圧（アンギオテンシンⅡ）
（アトルバスタチン，ピタバスタチン）	肥満（レプチン受容体欠損マウス）
チアゾリジン系薬剤（トログリタゾン，	Ⅰ型糖尿病（ストレプトゾトシン投与）
ピオグリタゾン，ロシグリタゾン）	急性炎症（リポポリサッカライド投与）

5．ヒトα-Klotho遺伝子多型と変異

　ヒトα-Klothoタンパクは，マウスα-Klothoと86％の相同性を示し，13番染色体q12に位置し5つのエクソンを含む50kb以上からなる単一遺伝子によってコードされている。ヒトα-Klotho遺伝子の第2エクソンと第1および第2イントロン領域には，KL-VSという6種の一塩基遺伝子多型（SNPs）が報告されている。そのうちα-Klothoタンパクの機能的変異として，第2エクソン領域にF352VおよびC370Sの2箇所があり，352番目のF（フェニルアラニン）は，他の動物種のα-Klotho遺伝子だけでなくKlothoファミリーのβ-Klothoにも高度に保存されており，F352VおよびC370Sは，α-Klothoの細胞外分泌能に影響を与えた。興味深いことに，KL-VS多型は，長寿と関連することを示した[27]。さらに，KL-VS多型は，潜在性冠動脈疾患[28]との関係も報告されているが，この多型はアジア人では稀であり韓国人ではほとんどみられていない。下山らは，日本人の人間ドック受診者を対象にα-Klotho遺伝子のSNPsと臨床検査値との関連性についてプロモーター領域のG-395Aと第4エクソン領域のC1818Tを解析した。その結果，男性では脂質代謝，女性では糖代謝，骨塩量，収縮期血圧に関連が認められた[29]。さらに，日本人の血液透析患者においては，男性透析患者では血中LDLコレステロール値，女性患者では尿酸値と関連していることを報告した[30]。

　2007年には，α-Klotho遺伝子に機能喪失型変異を有する2人の患者が報告された[31]。その1人は，13歳の女性でH193Rの変異を有し，Klotho変異マウスで確認された症状と同様，高リン血症，高カルシウム血症，高ビタミンD血症を伴い軟組織と血管に異所性石灰化を認めた。このH193R変異α-Klothoタンパク質は，FGF受容体との安定な複合体を形成する能力が低下していた。本患者はすでに低リン食やリン酸結合剤を処方されており，早期老化様症状はまだ観察されていないが，本患者の経過観察が，ヒトにおける加齢へのα-Klothoの影響に関する重要な情報となるだろうと考えられている。

6. おわりに

α-Klothoは，老化抑制遺伝子として発見され，さらにFGF23/Klothoシグナルが，新しいリン・ビタミンD代謝調節因子として重要な役割があることが明らかになった。α-Klothoに関する多くの研究により腎臓病や糖尿病をはじめとする様々な疾患の進行や血管石灰化などの合併症の発症への理解が深まりつつある。しかしながら，FGF23/Klothoシグナル経路やリンやビタミンDの老化制御機構の詳細は十分に解明されていない。今後，FGF23/Klothoと老化制御のさらなる研究成果が期待される。

文 献

1) Kuro-o M., Matsumura Y., Aizawa H. et al：Mutation of the mouse klotho gene leads to a syndrome resembling ageing. Nature 1997；390；45-51.
2) Kurosu H., Yamamoto M., Clark J.D. et al：Suppression of aging in mice by the hormone Klotho. Science 2005；309；1829-1833.
3) Urakawa I., Yamazaki Y., Shimada T. et al：Klotho converts canonical FGF receptor into a specific receptor for FGF23. Nature 2006；444；770-774.
4) Hu M.C., Kuro-o M., Moe O.W.：Secreted klotho and chronic kidney disease. Adv Exp Med Biol 2012；728；126-157.
5) Tsujikawa H., Kurotaki Y., Fujimori T. et al：Klotho, a gene related to a syndrome resembling human premature aging, functions in a negative regulatory circuit of vitamin D endocrine system. Mol Endocrinol 2003；17；2393-2403.
6) Shimada T., Mizutani S., Muto T. et al：Cloning and characterization of FGF23 as a causative factor of tumor-induced osteomalacia. Proc Natl Acad Sci USA 2001；98；6500-6505.
7) Kurosu H., Ogawa Y., Miyoshi M. et al：Regulation of fibroblast growth factor-23 signaling by klotho. J Biol Chem 2006；281；6120-6123.
8) Kurosu H., Kuro-o M.：The Klotho gene family as a regulator of endocrine fibroblast growth factors. Mol Cell Endocrinol 2009；299；72-78.
9) Anour R., Andrukhova O., Ritter E. et al：Klotho lacks a vitamin D

independent physiological role in glucose homeostasis, bone turnover, and steady-state PTH secretion *in vivo*. PLoS One 2012；7；e31376.
10) Ohnishi M., Nakatani T., Lanske B. et al：Reversal of mineral ion homeostasis and soft-tissue calcification of klotho knockout mice by deletion of vitamin D 1alpha-hydroxylase. Kidney Int 2009；75；1166−1172.
11) Ohnishi M., Razzaque M.S.：Dietary and genetic evidence for phosphate toxicity accelerating mammalian aging. FASEB J 2010；24；3562−3571.
12) Aizawa H., Saito Y., Nakamura T. et al：Downregulation of the Klotho gene in the kidney under sustained circulatory stress in rats. Biochem Biophys Res Commun 1998；249；865−871.
13) Koh N., Fujimori T., Nishiguchi S. et al：Severely reduced production of klotho in human chronic renal failure kidney. Biochem Biophys Res Commun 2001；280；1015−1020.
14) Shimamura Y., Hamada K., Inoue K. et al：Serum levels of soluble secreted α-Klotho are decreased in the early stages of chronic kidney disease, making it a probable novel biomarker for early diagnosis. Clin Exp Nephrol 2012；16；722−729.
15) Seiler S., Wen M., Roth H.J. et al：Plasma Klotho is not related to kidney function and does not predict adverse outcome in patients with chronic kidney disease. Kidney Int 2013；83；121−128.
16) Azuma M., Koyama D., Kikuchi J. et al：Promoter methylation confers kidney-specific expression of the Klotho gene. FASEB J 2012；26；4264−4274.
17) Sun C.Y., Chang S.C., Wu M.S.：Suppression of Klotho expression by protein-bound uremic toxins is associated with increased DNA methyltransferase expression and DNA hypermethylation. Kidney Int 2012；81；640−650.
18) Morishita K., Shirai A., Kubota M. et al：The progression of aging in klotho mutant mice can be modified by dietary phosphorus and zinc. J Nutr 2001；131；3182−3188.
19) López I., Rodríguez-Ortiz M.E., Almadén Y. et al：Direct and indirect effects of parathyroid hormone on circulating levels of fibroblast growth factor 23 *in vivo*. Kidney Int 2011；80；475−482.
20) Aizawa H., Saito Y., Nakamura T. et al：Downregulation of the Klotho gene in the kidney under sustained circulatory stress in rats. Biochem Biophys Res Commun 1998；249；865−871.

21) Zhao Y., Banerjee S., Dey N. et al：Klotho depletion contributes to increased inflammation in kidney of the db/db mouse model of diabetes via RelA (serine) 536 phosphorylation. Diabetes 2011；60；1907-1916.
22) Asai O., Nakatani K., Tanaka T. et al：Decreased renal α-Klotho expression in early diabetic nephropathy in humans and mice and its possible role in urinary calcium excretion. Kidney Int 2012；81；539-547.
23) Ohyama Y., Kurabayashi M., Masuda H. et al.：Molecular cloning of rat klotho cDNA：markedly decreased expression of klotho by acute inflammatory stress. Biochem Biophys Res Commun 1998；251；920-925.
24) Zhang H., Li Y., Fan Y. et al：Klotho is a target gene of PPAR-gamma. Kidney Int 2008；74；732-739.
25) Yang H.C., Deleuze S., Zuo Y. et al：The PPARgamma agonist pioglitazone ameliorates aging-related progressive renal injury. J Am Soc Nephrol 2009；20；2380-2388.
26) Kuwahara N., Sasaki S., Kobara M. et al：HMG-CoA reductase inhibition improves anti-aging klotho protein expression and arteriosclerosis in rats with chronic inhibition of nitric oxide synthesis. Int J Cardiol 2008；123；84-90.
27) Arking D.E., Krebsova A., Macek M Sr. et al：Association of human aging with a functional variant of klotho. Proc Natl Acad Sci USA 2002；99；856-861.
28) Arking D.E., Becker D.M., Yanek L.R. et al：KLOTHO allele status and the risk of early-onset occult coronary artery disease. Am J Hum Genet 2003；72；1154-1161.
29) Shimoyama Y., Nishio K., Hamajima N. et al：KLOTHO gene polymorphisms G-395A and C1818T are associated with lipid and glucose metabolism, bone mineral density and systolic blood pressure in Japanese healthy subjects. Clin Chim Acta 2009；406；134-138
30) Shimoyama Y., Taki K., Mitsuda Y. et al：KLOTHO gene polymorphisms G-395A and C1818T are associated with low-density lipoprotein cholesterol and uric acid in Japanese hemodialysis patients. Am J Nephrol 2009；30；383-388.
31) Ichikawa S., Imel E.A., Kreiter M.L. et al；A homozygous missense mutation in human KLOTHO causes severe tumoral calcinosis. J Clin Invest 2007；117；2684-2691.

第2編

リンと栄養

第4章　リン不足および過剰と栄養
　　　　　　　　…………竹谷　豊・大南　博和

第5章　リンの食事摂取基準
　　　　　　　　………………………上西　一弘

第6章　リン添加物
　　　　　　　　………………………木戸　慎介

第7章　リン出納の把握
　　　　　　　　………新井　英一・佐久間理英

第4章 リン不足および過剰と栄養

竹谷　豊*
大南　博和*

1．リンの出納

　リンは骨格の形成，ATP合成，核酸，リン脂質の構成成分などとして必須の栄養素である。リンが体内で適切に利用されるためには，体内プールすなわち血中のリン濃度が一定に保たれる必要がある。血中リン濃度は，食事から摂取したリンの腸管における吸収，血液と骨格や筋肉などの組織との間の移動，腎臓からの再吸収すなわち尿中へのリン排泄で決定されている[1]。通常，血清リン濃度は一定に保たれており，血液と組織間の移行も健常者では平衡状態にあるため，消化管から吸収されたリンの量は，尿中への排泄量とほぼ等しくなる[1]。図4－1に健常者におけるリンの出納を示す。2011（平成23）年の国民健康・栄養調査によると日本人成人男性で1,000mg/日，成人女性で900mg/日ほどのリンを摂取している（厚生労働省平成23年国民健康・栄養調査結果報告書)[2]。このうち消化管で80%程度吸収されるが，同時に消化液中に摂取量の約15%に相当するリンが分泌されるため，見かけ上の吸収率は60～65%程度である。

　吸収されたリンは，血液中に移行し骨をはじめ全身の各組織へ運ばれる。骨はリンの最大の貯蔵器官であり，全身の85%のリンが骨に存在する。骨は骨リモデリングにより絶えず骨形成と骨吸収を繰り返しており，それとともにリンも骨に取り込まれるともに血中へ放出されている。通常は骨形成と骨吸収のバ

＊　徳島大学大学院ヘルスバイオサイエンス研究部臨床栄養学分野

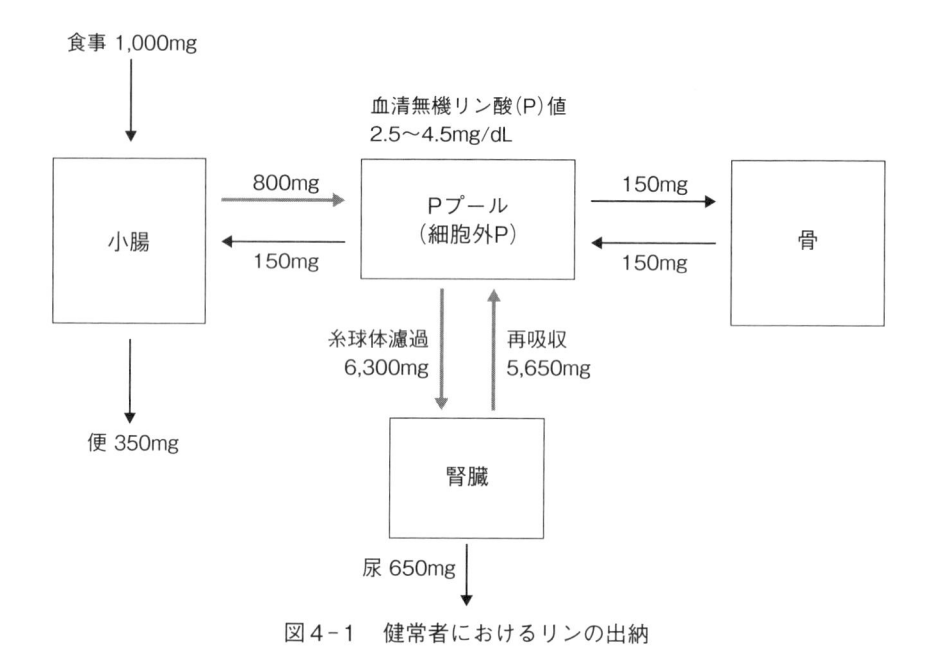

```
食事 1,000mg
      ↓
              血清無機リン酸(P)値
              2.5〜4.5mg/dL
   ┌─────┐  800mg  ┌─────┐  150mg  ┌─────┐
   │ 小腸 │ ──────→ │Pプール│ ──────→ │  骨  │
   │     │ ←────── │(細胞外P)│ ←────── │     │
   └─────┘  150mg  └─────┘  150mg  └─────┘
      ↓            ↓    ↑
              糸球体濾過  再吸収
              6,300mg   5,650mg
   便 350mg       ↓    ↑
               ┌─────┐
               │ 腎臓 │
               └─────┘
                  ↓
               尿 650mg
```

図4-1　健常者におけるリンの出納

ランスは保たれているためにリンの骨への移行量と骨からの放出量は平衡状態にある。また，リンは，骨以外のすべての細胞にも取り込まれ，ATPや核酸，リン脂質の構成成分などとして利用される。骨以外の細胞には全身のリンの14％程度が存在している。これらの組織への移行量あるいは組織からの放出量も通常は平衡状態にある。

　一方，リンは，糸球体基底膜を自由に通過するが，尿細管とりわけ近位尿細管においてその大部分が再吸収される。糸球体濾過量は1日に約180Lにも及ぶ。血清リン濃度が3.5mg/dLとすると1日に6,300mgのリンが濾過されていることになるが，実際に排出されるのは600mg/日程度であり，90％ぐらいが再吸収される。体内のリン出納が平衡状態にあれば，このリンの排泄量は，消化管での見かけのリン吸収量に等しい。過剰にリンを摂取すれば，尿細管でのリン再吸収量を低下させ，尿中へのリン排泄量を増加し，リンが不足すれば，腎臓でのリン再吸収量を増加させ，尿中への喪失を防ぐ。このように，リン出納の調節において腎臓の働きは極めて重要である。

2．リンの不足

　リンは，核酸やリン脂質の構成成分である。また，細胞内では様々な糖質やタンパク質にもリン酸化の形で結合している。したがって，成分を抽出した一部の加工食品などを除き，生物を由来とするあらゆる食品にはリンが含まれている。このような食品を通常摂取している限りにおいては，リンの摂取不足に陥ることはない。とりわけ，リンの摂取量はタンパク質の摂取量と極めて強い正の相関がある[3]。したがって，長期の栄養不良時などタンパク質の摂取量が著しく低下するような状況において，リンの摂取不足が見られる。

　リンの摂取量が不足し，恒常的にリン出納が負の状態となると，次第に血中リン濃度は低下する。リン利尿因子である副甲状腺ホルモンや線維芽細胞増殖因子23（FGF23）の血中濃度は低下し，腎臓でのリン再吸収量が増加する。また，腎臓での25-hydroxyvitamin D-1α-hydroxylase活性が上昇し，血中活性型ビタミンD濃度が増加し，消化管でのリン吸収活性も上昇する。しかしながら，食事から摂取するリンそのものが少ない状態が続けば，血中リン濃度は低下し，やがては低リン血症を呈することになる。

　通常，成人では血清リン濃度が2.5mg/dL未満となると低リン血症と診断される。小児では，年齢にもよるが血清リン濃度は4.5～6.5mg/dLと正常範囲が高値である。いずれにせよ，血清リン濃度の低下は，ハイドロキシアパタイト結晶の形成を阻害するため，骨石灰化を抑制し，小児ではくる病，成人では骨軟化症を呈する[4]。また，重度の慢性低リン血症では，食欲不振，筋力低下，さらに進行すれば重篤な神経筋障害を認めることがある[5]。リンが低下している場合は，基本的に食事からリンを補給することになる。投与形態としてはリン酸塩製剤あるいは低脂肪乳か脱脂粉乳でリンを補給する。これまで，わが国ではリン製剤は薬局で調合する必要があったが，2013年に低リン血症治療薬として経口リン製剤（ホスリボン®，ゼリア新薬工業（株））が上市され，利用できるようになった。ただし，リン酸塩製剤の投与は下痢を起こしやすいため，

低脂肪乳か脱脂粉乳で投与できるのが望ましい。これらの乳製品はおよそ1Lで1,000mgのリンを補給できる。

3. リンの過剰

　リン不足の場合とは逆に，過栄養状態とりわけタンパク質摂取量が過剰な状態では，リンの摂取量も過剰となる。近年では，加工食品に保存料，pH調整剤，結着剤など様々な食品添加物としてリン酸塩が用いられている。このような食品添加物を多く含む加工食品を大量に摂取している場合もリンの過剰摂取につながる。また，サプリメントなどでビタミンDを補給しているような場合もリンの過剰摂取に注意したい。ビタミンDはカルシウムの吸収を促進するだけでなくリンの吸収も促進する。

　2010年版の日本人の食事摂取基準[6]では，リンの摂取量の上限は3,000mg/日となっている。食事摂取基準については，詳細は他章に譲るが，この3,000mg/日のリン摂取は，摂取により空腹時の血清リン濃度が上昇すると推定される値である。前述の通り，リンを過剰に摂取すれば，リン利尿ホルモンであるPTHやFGF23の作用により腎臓でのリン再吸収活性が抑制され，血中リン濃度の上昇が抑制される。実際に3,500mg/日のリンを投与した欧米での試験結果を見ても，早朝空腹時の血清リン濃度上昇はわずかであり統計的には有意差はない[7]。しかしながら，食後の血清リン濃度は著しく，正常上限を超える値を示す。このような食後の血清リン濃度上昇は，血管内皮機能障害を引き起こすことが報告されている[8]。リン摂取と血管障害については，第10章にて詳細に述べるが，リン過剰摂取は，骨代謝異常を引き起こすだけでなく，血管の石灰化や血管内皮機能障害など心血管疾患のリスクになると考えられている[9]。

　リンを過剰に摂取すると，リン利尿ホルモンである副甲状腺ホルモン（PTH）やFGF23の分泌量が増加し，腎臓でのリン再吸収が抑制される。一方，増加したPTHは，骨にも作用し，骨吸収を増加させる。この結果，骨においては骨吸収が骨形成を上回る状態となり，骨粗鬆症の病態を呈するようになると考

えられる。Kemiらは，閉経前フィンランド人女性147名を対象にした横断研究で，習慣的にリンを多く摂取している人では血清intact PTHが有意に高値を示すこと，特に，添加物由来のリンの摂取量が多いほどintact PTHが高値であることを示している[10]。また，同様に，Ca：P比が低い食事を摂取していると，血清intact PTHが有意に上昇し，カルシウムバランスが負に傾き，骨量低下を招くことも指摘している[11,12]。Pinheiroらは，40歳以上のブラジル人男女2,344名を対象とした研究で，リン摂取量が100mg/日増加するごとに脆弱性骨折のリスクが9％増加することを示している[13]。Metzらは，24～28歳の米国人女性38名を対象にした研究で，リン摂取量は，橈骨遠位部の骨ミネラル量・骨密度と橈骨中央部の骨ミネラル量と有意に負の相関を示すことを報告している[14]。一方，Itoらは，18～22歳の日本人女性441名を対象とした研究で，リン摂取量と骨密度との間には有意な相関がないこと，また，Yanoらは，ハワイ在住の高齢日本人を対象とした研究でリン摂取量と骨塩量には有意な相関が認められないことを報告している[15,16]。さらに，小児では，リン摂取量が多いほど，骨塩量が多いことが示されている[17]。小児期は，骨形成が亢進しており，骨石灰化を促進するためにカルシウムとともにリンも必要であり，前述の通り，血清リン濃度も成人に比べて高い。したがって，リンが過剰かどうかは，小児期や高齢期など年齢，カルシウム摂取量などの条件により評価が異なってくる点に注意が必要である。

4．おわりに

　高リン食を摂取しても早朝空腹時血清リン濃度は上昇しないことから[7]，早朝空腹時の血清リン濃度は，リン負荷の適切な指標とはならない。リンが過剰であるかどうかは，食後の血清リン濃度上昇度，血清PTH，FGF23および24時間尿中リン排泄量を評価する必要がある。しかしながら，現時点では，血清PTHやFGF23がどの程度上昇すれば，生体機能・健康障害を発現し，リンの過剰負荷と評価できるのかは明らかになっていない。今後，このような点が解

明されることで，適切なリン負荷指標が同定され，健康障害を回避できる適切なリン摂取量が決定されることが望まれる。

文　献

1) Berndt T., Kumar R.：Novel mechanisms in the regulation of phosphorus homeostasis. Physiology 2009；24；17 – 25.
2) 厚生労働省：平成23年国民健康・栄養調査結果報告書．2013.
3) Kalantar-Zadeh K., Gutekunst L., Mehrotra R. et al：Understanding sources of dietary phosphorus in the treatment of patients with chronic kidney disease. Clin J Am Soc Nephrol 2010；5；519 – 530.
4) Takeda E., Yamamoto H., Nashiki K. et al：Inorganic phosphate homeostasis and the role of dietary phosphorus. J Cell Mol Med 2004；8；191 – 200.
5) Knochel J.P.：The pathology and clinical characteristics of severe hypophosphatemia. Arch Intern Med 1977；137；203 – 220.
6) 厚生労働省：2010年版日本人の食事摂取基準．2010.
7) Portale A.A., Halloran B.P., Morris R.C Jr.：Dietary intake of phosphorus modulates the circadian rhythm in serum concentration of phosphorus. Implications for the renal production of 1,25-dihydroxyvitamin D. J Clin Invest 1987；80；1147 – 1154.
8) Shuto E., Taketani Y., Tanaka R. et al：Dietary phosphorus acutely impairs endothelial function. J Am Soc Nephrol 2009；20；1504 – 1512.
9) Gutiérrez O.M.：The connection between dietary phosphorus, cardiovascular disease, and mortality：where we stand and what we need to know. Adv Nutr 2013；4；723 – 729.
10) Kemi V.E., Rita H.J., Kärkkäinen M.U. et al：Habitual high phosphorus intakes and foods with phosphate additives negatively affect serum parathyroid hormone concentration：a cross-sectional study on healthy premenopausal women. Pubclic Health Nutrition, 2009；12；1885 – 1892.
11) Kemi V.E., Kärkkäinen M.U.M., Karp H.J. et al：Increased calcium intake dose not completely counteract the effects of increased phosphorus intake on bone：an acute dose-response study in healthy females. Br J Nutr 2008；99；832 – 839.
12) Kemi V.E., Kärkkäinena M.U.M., Ritaa H.J. et al：Low calcium：phosphorus ratio in habitual diets affects serum parathyroid hormone concentration and

calcium metabolism in healthy women with adequate calcium intake. Br J Nutr 2010 ; 103 ; 561−568.
13) Pinheiro M.M., Schuch N.J., Genaro P.S. et al : Nutrient intakes related to osteoporotic fractures in men and women − The Brazilian Osteoporosis Study (BRAZOS). Nutr J 2009 ; 8 ; 6.
14) Metz J.A., Anderson J.J.B., Gallagher P.N. : Intakes of calcium, phosphorus, and protein, and physical activity level are related to radial bone mass in young adult women. Am J Clin Nutr 1993 ; 58 ; 537−542.
15) Ito S., Ishida H., Uenishi K. et al : The relationship between habitual dietary phosphorus and calcium intake, and bone mineral density in young Japanese women : a cross-sectional study. Asia Pac J Clin Nutr 2011 ; 20 ; 411−417.
16) Yano K., Heilbrum L.K., Wasnich R.D. et al : The relationship between diet and bone mineral content of multiple skeletal sites in elderly Japanese-American men and women living in Hawaii. Am J Clin Nutr 1985 ; 42 ; 877−888.
17) Bounds W., Skinner J., CarruthB.R. et al : The relationship of dietary and lifestyle factors to bone mineral indexes in children. J Am Diet Assoc 2005 ; 105 ; 735−741.

第5章　リンの食事摂取基準

上西　一弘*

1．はじめに

　リンはATP（アデノシン三リン酸）の構成成分であることからわかるように，すべての細胞内のリン酸化に関わり，エネルギー代謝に必須のミネラルである。カルシウムと同様に生体内の生理機能において重要な役割を果たしている。カルシウムに関しては必要量に関する検討などが幅広く行われてきているが，リンについての研究は必ずしも進んでいるとはいえない。これは後述するように，リンの栄養状態を示す生体指標が確定していないこと，リンは多くの食品に含まれているので，不足や欠乏する可能性が低いことなどが原因の一端だと考えられる。また，リンには安定同位体が存在しないので，消化管からの吸収や骨への取り込みなどの動的な研究が実施しにくいということもあげられる。

　成人の生体内には最大850gのリンが存在し，その85％が骨組織，14％が軟組織や細胞膜に，1％が細胞外液に存在している[1]。リンの生体内での働きなどについては他章を参照していただきたい。

　血清中のカルシウム濃度は8.5〜10.4mg/dL程度の比較的狭い範囲で一定に保たれているのに対して，血清中のリン濃度の基準範囲は，2.5〜4.5mg/dLと，カルシウムに比べて広く，食事からのリン摂取量の増減がそのまま血清リン濃度に影響し，さらに尿中リン排泄量に影響する。これらの血清リン濃度と尿中リン排泄量は副甲状腺ホルモンによって調節されている[2]。腸管におけるリンの吸収は，通常の摂取量では，ほとんどが受動輸送によるものであり，その吸

---

*　女子栄養大学栄養学部

収率は成人で60～70％とほぼ一定である[3]。リンは様々な食品に含まれているので，日常食から摂取するリンの量は調理による損失を考慮しても不足になることは少ないと考えられる。むしろ現在は保存料など食品添加物として各種リン酸塩が加工食品などに広く用いられている関係で，リンの過剰摂取も危惧されている。

リンは有機リンと無機リンに大別できる。これら2種類のリンの吸収，代謝については異なる可能性が考えられるが，研究は進んでおらず十分なエビデンスは得られていない。

日本人の食事摂取基準2010年版策定時に参考とした2006（平成18）年国民健康・栄養調査[4]によると，国民1人1日当たりのリンの摂取量の中央値は970mg/日である。リン摂取量が最も多いのは12～14歳男子で1,243mg/日となっていた。最新の国民健康・栄養調査〔2010（平成22）年，2011（23）年[5]〕の結果によれば，リンの摂取量は表5-1のようになっており，中央値は944mg/日で，2006年とほぼ同水準である。ただし，これらの調査結果には加工食品に添加されているリンの量は加算されていないために，実際の摂取量はこの値よりも多いことも考えられる。加工食品などからの食品添加物としてのリンの摂取量については，第6章を参照していただきたい。一方，平均年齢68±6歳の高齢女性を対象に陰膳法によって実測を行った結果では1,019±267mg/日と報告されており[6]，国民健康・栄養調査結果とほぼ同様の値である。

2．リンの必要量

（1）小児・成人の目安量

1歳～18歳までの小児，18歳以上の成人についてのリンの必要量としては目標量が設定されている。

前述したようにリンの必要量に関する研究は進んでいない。したがって，現時点では推定平均必要量や推奨量を策定するだけのエビデンスは少ない。アメ

表5-1 平成22, 23年国民健康・栄養調査結果 リン

リン摂取量の平均値, 標準偏差, 標準誤差および分布 (1, 5, 10, 25, 50, 75, 90, 95, 99パーセンタイル値) (性, 年齢階級別)

年齢(歳)		人数(人)	平均値	標準偏差	標準誤差	パーセンタイル値								
						1	5	10	25	50	75	90	95	99
男性	1-2	153	556	214	17	101	226	283	410	548	696	832	944	1,093
	3-5	212	751	236	16	317	385	438	586	752	895	1,108	1,167	1,251
	6-7	133	927	238	21	408	611	655	747	917	1,074	1,234	1,336	1,571
	8-9	141	1,026	241	20	501	645	758	888	990	1,195	1,340	1,434	1,709
	10-11	159	1,082	259	21	572	645	758	907	1,079	1,226	1,429	1,559	1,810
	12-14	172	1,260	363	28	595	725	837	1,016	1,206	1,441	1,727	1,941	2,344
	15-17	187	1,225	424	31	388	580	766	982	1,179	1,441	1,687	1,805	3,079
	18-29	439	1,012	369	18	303	474	614	776	981	1,189	1,481	1,692	2,115
	30-49	1,424	1,007	335	9	348	529	616	779	970	1,202	1,412	1,579	2,024
	50-69	1,941	1,105	342	8	439	606	686	876	1,084	1,306	1,554	1,702	2,118
	70歳以上	1,228	1,035	353	10	403	532	609	785	1,011	1,239	1,479	1,676	2,099
	(再掲) 65-79	1,394	1,094	352	9	435	585	677	845	1,064	1,298	1,541	1,696	2,183
	(再掲) 80歳以上	355	960	336	18	381	491	568	725	942	1,139	1,431	1,553	1,790
女性	1-2	133	547	215	19	109	217	287	402	536	663	812	934	1,061
	3-5	199	682	218	15	276	401	434	536	631	837	966	1,053	1,246
	6-7	133	882	242	21	360	503	578	730	870	1,036	1,189	1,332	1,501
	8-9	152	960	229	19	453	618	665	805	945	1,127	1,248	1,305	1,606
	10-11	143	1,007	240	20	535	600	723	854	982	1,155	1,302	1,358	1,664
	12-14	167	1,107	314	24	474	651	720	882	1,090	1,299	1,473	1,677	2,019
	15-17	183	967	287	21	381	575	668	770	944	1,120	1,322	1,454	1,787
	18-29	539	810	300	13	220	365	469	605	787	973	1,215	1,323	1,610
	30-49	1,671	855	278	7	256	426	526	666	833	1,024	1,214	1,359	1,591
	50-69	2,370	968	300	6	375	521	608	756	945	1,149	1,345	1,474	1,812
	70歳以上	1,595	911	311	8	302	461	557	695	879	1,103	1,300	1,431	1,876
	(再掲) 65-79	1,727	971	319	8	340	516	600	756	936	1,158	1,375	1,523	1,937
	(再掲) 80歳以上	524	825	273	12	271	423	485	631	800	1,004	1,189	1,311	1,524
総数(18歳以上)		11,207	973	331	3	336	495	585	741	944	1,165	1,389	1,556	1,930

注) 単位:mg/日
　　妊婦, 授乳婦除外。
　　身長, 体重, 食物摂取状況調査のデータを有する者を解析対象者とした。なお, 1～5歳の栄養素等摂取量は, 食物摂取状況調査データがある者を解析対象者とした。
　　栄養摂取状況調査は, 世帯案分法による1日調査である。

リカ・カナダの食事摂取基準（章末表参照）では血清リン濃度の正常下限値を維持できるリン摂取量を推定平均必要量として求め，その値より推奨量を算出している[7]。

日本人の18〜28歳の女性を対象とした出納試験によると[8]，リンの平衡維持に必要な摂取量は22.58mg/kg体重/日という数値が示されている。これに性・年齢階級別基準体重を乗じて推定平均必要量とすると，18〜29歳女性では1,143mg/日となり，これより推奨量を求めると，日本人の食事摂取基準2010年版策定時の摂取量（970mg/日，2006年国民健康・栄養調査結果）[4]ならびにアメリカ・カナダの推奨量700mg/日[7]に比べても高値となる。また，日本人を対象とした研究では18〜28歳の女性以外の他の性・年齢階級の平衡維持量に関するデータがないことから，日本人の食事摂取基準2010年版では，この値を採用することは見合わせることとした。また，アメリカ・カナダの食事摂取基準と同様に，血清中リン濃度を基準範囲に維持できる摂取量，ならびに成長に伴う蓄積量から必要量の検討を試みたが，日本人に関する成績はほとんど見あたらなかった。

わが国では，推定平均必要量，推奨量を策定するだけの十分なエビデンスがなく，アメリカ・カナダの方法を採用する積極的な理由もないので，現時点では目安量を設定している。

リンは多くの食品に含まれており，摂取量が不足することは少ない。わが国ではリンの必要量に関しての報告がほとんどみられないことから，今回も，1歳以上については，アメリカ/カナダの食事摂取基準[7]の値を参考に，2006年国民健康・栄養調査[4]の摂取量中央値を目安量とした。なお，50〜69歳の中央値は男性で1,103mg/日，女性で960mg/日と多くなっているが，特に，この年齢で目安量が多くなるという根拠は見あたらない。そのため，前後の年齢階級に合わせた目安量を設定した。

（2）乳児の目安量（表5-2）

乳児については以下のように目安量が算定されている。

0～5か月児の目安量は，これまで同様，母乳中のリン含量および哺乳量から目安量を算出した。

日本人の母乳中リン含有量は平均150mg/Lであると報告されており[9,10]，この値に1日当たりの哺乳量0.78L[11,12]を乗じると117mg/日になる。この値から0～5か月児の目安量とした。

6～11か月の乳児について，アメリカ/カナダの食事摂取基準[7]では，母乳0.6L/日から75mg/日，離乳食から200mg/日として，その総和（275mg/日）をリンの目安量としている[7]。今回も，この考え方を採用して，日本人の6～11か月の乳児については，日本人の母乳リン濃度150mg/L[9,10]に0.525L/日[13,14]の哺乳量を乗じて79mg/日，さらに離乳食からのリン摂取量の平均値183mg/日[15]を加えた262mg/日から目安量とした。

表5-2 乳児のリン目安量

（単位）	母乳リン濃度 (mg/L)	哺乳量 (L/日)	離乳食からのリン摂取量 (mg/日)	合計 (mg/日)	目安量 (mg/日)
0-5か月	150	0.78	-	117	120
6-11か月	150	0.525	183	262	260

（3）妊婦・授乳婦の付加量

妊婦・授乳婦についてはエネルギーや他の栄養素と同様に付加量について検討したが，下記の理由により数値は示されていない。

妊婦のリン必要量は，胎児の正常な発育に必要な値を加えて考えなければならない。出生時の総リン量は17.1gとの報告がある[16]。これが妊婦への付加量と考えると，61mg/日の付加量となる。ところで，妊娠時のリンの吸収率は70％，非妊娠時は60～65％との報告がある[7]。そこで，18～29歳の目安量（800mg/日）に70％と60％を掛けるとリン吸収量はそれぞれ560mg/日，480mg/日となる。この差（80mg/日）は上記の付加量（61mg/日）を上回っている。し

たがって，妊婦にリンを付加する必要はないと判断した。

　授乳婦の血清中リン濃度は母乳への損失があるにもかかわらず高値であり[7]，授乳婦ではリンの骨吸収量の増加と尿中排泄量の減少が観察されている[7]。そのため，授乳婦にリンを付加する必要はないと判断した。

　妊娠・授乳可能な年齢の女性の目安量は800mg/日であり，現在の摂取量の中央値よりも低いことから，妊婦・授乳婦の目安量も800mg/日とした。すなわち付加量は0となる。

（4）リンの過剰摂取の問題

　リンは各種のリン酸塩の形で食品添加物として広く加工食品に用いられている関係で，過剰摂取についても問題視されている。しかし，加工食品中のリンの量については，その含量の表示義務がないことから，実際の摂取量を把握することは難しい。リン必要量の算定と合わせて，生体指標を用いた日本人のリン摂取量に関するデータの収集が今後の課題である。

3．耐容上限量

　リンの栄養状態を示す生体指標については，副甲状腺ホルモン（PTH），線維芽細胞増殖因子23（FGF23）などが候補であり，これらの値を用いて耐容上限量を策定できる可能性がある。FGF23については比較的最近にその意義が解明されてきた物質であり，現時点ではこの値を用いて耐容上限量を決めるだけのエビデンスは十分とはいえない。そこで現在はPTHを用いての検討が行われている。

　腎機能が正常なときは，高濃度のリンを摂取すると，体内に吸収されるリンの量が増加することになるが，副甲状腺がそれをモニタリングし，PTHの分泌が亢進して血中のリン濃度を正常範囲に維持するように働く[2]。食品添加物のリンが多い食事を摂取した場合，リンの総摂取量が2.1g/日を超えると副甲状腺機能の亢進をきたすという報告もある[17]。また，1.5～2.5g/日の無機リン

（リン酸）を食事に添加することによりPTHレベルが上昇することも知られている[18, 19]。リンの過剰摂取は，難溶性のリンカルシウム塩を生成することにより，腸管におけるカルシウムの吸収を抑制するとともに，急激な血清無機リン濃度の上昇により，血清カルシウムイオンの減少を引き起こし，血清PTHを上昇させる[3]。しかし，それが骨密度の低下につながるか否かについては，否定的な報告もある[20]。おそらく急性の反応と，継続的な反応の違いがその理由の一つと考えられる。一方，カルシウムの摂取量が少ない場合には，リンの摂取は用量依存的に成人女性の血中のPTH濃度を上昇させ，骨吸収マーカー（Ⅰ型コラーゲン架橋N-テロペプチド）を上昇，骨形成マーカー（骨型アルカリフォスファターゼ）を低下させるという報告から[21]，リンとカルシウムの摂取量の比も考慮する必要があると考えられる。カルシウム/リン（Ca/P）比が0.24（450/1,850mg）のときには，血中PTHおよび尿中骨吸収マーカー（Ntx/Cr）が上昇するが，Ca/P比0.58（1,080/1,850mg）以上ではPTHおよび骨代謝マーカーは正常であった[22]。スペインの報告では，Ca/P比0.74以上では，それ以下に比べて骨密度が有意に高いとしている[23]。また，デンマークにおいて閉経期の女性を対象に行われた横断研究では，骨密度と食事中のCa/P比との間に正の相関が認められた[24]。したがって，性・年齢によってはCa/P比の低い食事により，骨量が減少する可能性がある。

　しかし，現在のところ，高リン摂取または低Ca/P比の食事摂取によって骨減少が起こるというヒトでの研究は十分でない。そのため，PTHレベルの向上を指標として耐容上限量を算定するのは，少なくとも，現段階では困難であると考えられた。Ca/P比については，短期的，長期的にかかわらず，日本人を対象とした研究が望まれる。さらに，この場合のリンについても無機リンと有機リンの違いについて検討する必要がある。

　日本人の食事摂取基準2015年版（章末表参照）では，FGF23を生体指標として用いることができないか検討したが，測定方法が研究により異なることや，日本人での科学的根拠が十分に得られていないことから，FGF23を生体指標にしての耐容上限量の算定は見送られた。

リンの摂取量に応じて血清無機リン濃度が上昇することが知られている。その関係を表す式として，

血清無機リン濃度
= $0.00765 \times$ 吸収されたリン $+ 0.8194 \times (1 - e^{(-0.2635 \times 吸収されたリン)})$

ここで，血清無機リン濃度（mmol/L），吸収されたリン（mmol/日）が提案されている[25]。

これに，リンの吸収率をアメリカ・カナダの食事摂取基準の値を参考に60％[7]と見込み，血清無機リン濃度の正常上限を4.3mg/dL[26]，リンの分子量（30.97）を用いると，血清無機リン濃度が正常上限となる摂取量が3,686mg/日となる。これをNOAELと考え，UFを1.2とすると，耐容上限量は3,072mg/日となり，500単位で丸めて，3,000mg/日を耐容上限量とした。

この耐容上限量は成人に適用されるものである。小児については，十分なエビデンスがなく，現在は耐容上限量は策定されていない。しかし，小児の中には外食や加工食品の摂取が多い者も存在することが予想され，注意が必要である。

4．生活習慣病の発症予防および重症化予防

日本人の食事摂取基準2015年版では，健康の保持・増進とともに，生活習慣病の予防については，発症予防とともに，重症化予防も視野に入れて，策定が行われている。取り上げられている生活習慣病は糖尿病，高血圧，慢性腎臓病（CKD），脂質異常症の4つである。

リン摂取との関連では，今回は，生活習慣病の発症予防および重症化予防のためのリンの目標量を算定するための科学的根拠は十分ではなく，設定は見送られた。

リンの食事摂取基準（mg/日）　【2015年版】

性別	男性		女性	
年齢等	目安量	耐容上限量	目安量	耐容上限量
0～5（月）	120	—	120	—
6～11（月）	260	—	260	—
1～2（歳）	500	—	500	—
3～5（歳）	800	—	600	—
6～7（歳）	900	—	900	—
8～9（歳）	1,000	—	900	—
10～11（歳）	1,100	—	1,000	—
12～14（歳）	1,200	—	1,100	—
15～17（歳）	1,200	—	900	—
18～29（歳）	1,000	3,000	800	3,000
30～49（歳）	1,000	3,000	800	3,000
50～69（歳）	1,000	3,000	800	3,000
70以上（歳）	1,000	3,000	800	3,000
妊婦			800	—
授乳婦			800	—

厚生労働省：日本人の食事摂取基準（2015年版），2014

【参考】イギリスのリンの食事摂取基準（mg/日）

性別	男性	女性
年齢	RNI	RNI
0～3（月）	400	400
4～6（月）	400	400
7～9（月）	400	400
10～12（月）	400	400
1～3（歳）	270	270
4～6（歳）	350	350
7～10（歳）	450	450
11～14（歳）	775	625
15～18（歳）	775	825
19～50（歳）	550	550
51～59（歳）	550	550
60～64（歳）	550	550
65～74（歳）	550	550
75以上（歳）	550	550
妊婦（付加量）		+0
授乳婦（付加量）		+440

RNI：Reference Nutrient Intake
（97.5% of the population's requirement is met）

【参考】アメリカ・カナダのリンの食事摂取基準（mg/日）

性別	男性				女性			
年齢	推定平均必要量	推奨量	目安量	上限量	推定平均必要量	推奨量	目安量	上限量
0～5（月）	—	—	100	ND	—	—	100	ND
6～11（月）			275	ND			275	ND
1～3（歳）	380	460		3,000	380	460		3,000
4～8（歳）	405	500		3,000	405	500		3,000
9～13（歳）	1,055	1,250		4,000	1,055	1,250		4,000
14～18（歳）	1,055	1,250		4,000	1,055	1,250		4,000
19～30（歳）	580	700		4,000	580	700		4,000
31～50（歳）	580	700		4,000	580	700		4,000
51～70（歳）	580	700		4,000	580	700		4,000
70以上（歳）	580	700		3,000	580	700		3,000
妊婦（付加量）					+0	—	+0	3,500
授乳婦（付加量）					+0	—	+0	4,000

文 献

1) 日本人の食事摂取基準2015年版（DRIs）
2) Anderson J.J.B., Sell M.L., Garner S.C. et al（江指隆年，鈴木和春訳）：リン．Bowman B.A., Russel R.M（eds.），［木村修一，小林修平翻訳監修］最新栄養学 第8版．建帛社，2002, p292-302.
3) Anderson J.J.B：Nutritional biochemistry of calcium and phosphorus. J Nutr Biochem 1991；2；300-309.
4) 厚生労働省：平成18年国民健康・栄養調査報告．2008.
5) 厚生労働省：平成22, 23年国民健康・栄養調査報告．
6) Nakamura K., Hori Y., Nashimoto M. et al：Nutritional covariates of dietary calcium in elderly Japanese women：Result of a study ushin the duplicate portion sampling method. Nutrition 2003；19；922-925.
7) Food and Nutrition Board, Institute of Medicine：Phosphorus. In：Dietary Reference Intakes for Calcium, Phosphorus, Magnesium, Vitamin D, and Fluoride. Washington, D.C., National Academy Press, 1997；146-189.（アメリカ・カナダDRIs）
8) Nishimuta M., Kodama N., Morikuni E. et al：Balances of calcium, magnesium and phosphorus in Japanese young adults. J Nutr Sci Vitaminol（Tokyo）2004；50；19-25.
9) Yamawaki N., Yamada M., Kan-no T. et al：Macronutrient, mineral and trace element composition of breast milk from Japanese women. J Trace Elem Med Biol 2005；19；171-181.
10) 井戸田正：母乳の成分：日本人の人乳組成に関する全国調査―人工乳の目標として―．産科婦人科の実際 2007；56；315-325.
11) 鈴木久美子，佐々木晶子，新澤佳代ほか：離乳前乳児の哺乳量に関する研究．栄養学雑誌 2004；62；369-372.
12) 廣瀬潤子，遠藤美佳，柴田克己ほか：日本人母乳栄養児（0～5ヵ月）の哺乳量．日本母乳哺育学会雑誌 2008；2；23-28.
13) 米山京子：母乳栄養児の発育と母乳からの栄養素摂取量．小児保健研究 1998；57；49-57.
14) 米山京子，後藤いずみ，永田久紀：母乳の栄養成分の授乳月数に伴う変動．日本公衛誌 1995；42；472-481.
15) 中埜拓，加藤健，小林直道ほか：乳幼児の食生活に関する全国実態調査．離乳食および乳汁からの栄養素等の摂取状況について．小児保健研究 2003；62；

630-639.
16) Fomom S.J., Haschke F., Ziegler E.E. et al：Body composition of reference children from birth to age 10 years. Am J Clin Nutr 1982；35；1169-1175.
17) Bell R.R., Draper H.H., Tzeng D.Y.M. et al：Physiological responses of human adult of food containing phosphate additives. J Nutr 1977；107；42-50.
18) Calvo M.S., Heath H. 3rd.：Acute effects of oral phosphate-salt ingestion on serum phosphorus, serum ionized calcium, and parathyroid hormone in young adults. Am J Clin Nutr 1988；47；1025-1029.
19) Silverberg S.J., Shane E., Clemens T.L. et al：The effect of oral phosphate administration on major indices of skeletal metabolism in normal subjects. J Bone Miner Res 1986；1；383-388.
20) Zemel M.B., Linkswiler H.M.：Calcium metabolism in the young adult male as affected by level and form of phosphorus intake and level of calcium intake. J Nutr 1981；111；315-324.
21) Kemi V.E., Karkkainen M.U., Lamberg-Allardt C.J. et al：High phosphorus intakes acutely and negatively affect Ca and bone metabolism in a dose-dependent manner in healthy young females. Br J Nutr 2006；96；545-552.
22) Kemi V.E., Karkkainen M.U., Karp H.J. et al：Increased calcium intake does not completely counteract the effects of increased phosphorus intake on bone：an acute dose-response study in healthy females. Br J Nutr 2008；99；832-839.
23) Basabe T.B., Mena V.M.C., Faci V.M. et al：The influence of calcium and phosphorus intake on bone mineral density in young women. Arch Latinoam Nutr 2004；54；203-208.
24) Brot C., Jorgensen N., Jensen L.B. et al：Relationships between bone mineral density, serum vitamin D metabolites and calcium：phosphorus intake in healthy perimenopausal women. J Intern Med 1999；245；509-516.
25) Nordin B.E.C.：Phosphorus. J Food Nutr 1989；45；62-75.
26) 小川愛一郎, 川口良人：高燐・低燐血症. 医学と薬学 1989；22；321-328.

第6章　リン添加物

木戸　慎介*

1. はじめに

　無機リンは生体内でエネルギー代謝をはじめ，骨・歯などの硬組織や細胞膜の主要構成成分として生体機能維持に必須の栄養素である。一方で，慢性腎臓病患者や維持透析患者においては必須栄養素である以上に患者の生命予後をも左右する重要な栄養素でもある。血清中リン濃度はカルシウムに比べて基準範囲が広く，食事からのリン摂取量の増減がそのまま血清リンと尿からのリン排泄の増減に影響する。日常食から摂取するリンの量は調理による損失を考慮しても不足することは稀で，むしろ食品添加物として各種リン酸塩が加工食品に広く使用されていることなどから，現在ではリン摂取の過剰の方が問題となっている。本章では，食品添加物としてのリン酸化合物について国内外の現状を踏まえて解説するとともに，その対策について栄養学的観点から概説する。

2. リンとは

　リンはカルシウムと同様，生体にとって重要なミネラル成分であり，体内ではカルシウムに次いで存在量が多く，そのほとんど（約80％）は骨や歯などの硬組織に存在し，残りは筋肉や脳，神経などをはじめ，多くの組織の構成成分として存在する。リンは細胞に存在するため，どのような食品にも広く含まれている。特に肉や魚，チーズや脱脂粉乳などの乳製品，アーモンドやゴマなど

＊　近畿大学農学部食品栄養学科

の種実類に多く含まれている。食品中のリンはそのほとんどがタンパク質と結合しているので，タンパク質の摂取が増えると必然的にリンの摂取量が増える。日本人の食事摂取基準2015年版では，1日のリン摂取量の目安は約1,000mgで，カルシウムと同程度である（第5章p.66）。成長期には骨の成長のために多くのリンが必要になり，12～14歳では男性が1,200mg，女性が1,100mgと，成人期以降に比べて男女とも目安量が多く設定されている。リンは様々な食品に多く含まれている。これは洋食に限らず和食でも同様で，ご飯，豆腐の味噌汁，アジの干物，ほうれん草の白和え，高野豆腐の煮物といった典型的な和食であっても1食でおおよそ600～800mg程度は摂取していると思われる。さらに，加工食品が多いファストフードではさらに多くのリンを摂取することとなる。しかもこれには後述する食品添加物由来のリン酸化合物は考慮していない。このような状況から，リンは，生体にとって必要不可欠なミネラルであると同時に摂取過剰にもあることが容易に推測される。

3．食品添加物とは

　食品添加物（food additives）とは食品衛生法第4条第2項において，「食品の製造の過程において又は食品の加工若しくは保存の目的で，食品に添加，混和，浸潤その他の方法によって使用する物をいう」と定義されるものであり，食品の加工や保存，着香，着色，物性の改善，外見，安定性，あるいは消費者の便宜のために食品に添加される物質である。なお食品に添加目的で使用される物質であっても一般的に食品として認識されているものをはじめ，ビタミンやミネラルなどの栄養素，スパイス，ならびにビールの醸造に用いるホップや酵母などは添加物には含めない。また例え天然品であり既に安全性が確立されている物質であっても，政令で定められたもの以外は添加物としての使用が禁じられている。食品添加物は今日の食品加工に欠かすことのできないものである。我が国で食品への使用が認められている添加物は指定添加物（指定要件により，化学的・生物学的に安全性が確認されている）364品目と既存添加物

（食経験を基に指定制度の例外として安全性確認と品質規格設定なしで認めたもの）450品目，天然香料約600品目，ならびに一般飲食添加物（一般に食品として飲食に供されるものであり，添加物として使用されるもの）の約100品目である〔2008（平成20）年度現在〕。

　食品添加物の安全性は，物質の分析結果や動物を用いた毒性試験等の科学的データに基づき，食品安全委員会が実施する食品健康影響評価（リスク評価）によって審議され，これらの科学的根拠に基づいた許容1日摂取量（Acceptable Daily Intake；ADI）が設定される。また食品添加物の摂取状況については，マーケットバスケット方式*を用いた食品添加物1日摂取量調査により把握可能である（*スーパー等で売られている食品を購入し，その中に含まれている食品添加物の量を測り，その結果に国民健康・栄養調査に基づく食品の喫食量を乗じて摂取量を推定する方法）。

　諸外国の食品添加物の規格あるいはその使用状況については，個々の国内法により定められており，また，各国の食文化の違いもあることからその扱いはまちまちであるが，グローバル化に伴う食品の輸出入が増大するなかで，食品の安全性を確保していく上から法規制の整合化が国際的な課題となっている。食品添加物については国連食糧農業機関（Food and Agriculture Organization；FAO）/世界保健機関（World Health Organization；WHO）の合同食品規格委員会（コーデックス委員会）食品添加物汚染物質部会において検討がなされている。また，食品添加物の安全性について国際的な評価をおこなう機関としてはFAO/WHO合同食品添加物専門家会議（FAO/WHO Joint Expert Committee on Food Additives；JECFA）があり，前述のコーデックスとは独立した形で科学的根拠に基づいた国際的な規格や基準の策定に重要な役割を果たしている。

4．食品添加物としてのリン酸化合物

　食品中のリンは，無機あるいは有機体として広く分布し，特に穀類や豆類，獣肉，乳・乳製品など，あらゆる食品に含まれるが，これに加えて食品添加物

として多くのリン酸塩が含まれる。例えば，かまぼこやハム・ソーセージ，麺類などの歯ごたえをよくし，肉の発色をより綺麗に見せる結着剤（ポリリン酸ナトリウムなど），醸造用剤，中華麺や即席麺に用いられるアルカリ剤（リン酸カリウムなど，一般には"かんすい"と呼ばれるもの），粉乳等に使用される栄養（鉄）強化剤（ピロリン酸第一鉄）などであり，インスタント食品や加工食品，菓子，調味料，清涼飲料水などに多く含まれる。わが国において添加物としての使用が認められているリン酸化合物は約30種類である。しかし，食品添加物には添加物の使用基準や表示義務がないこと，また，リン酸塩を含む食品添加物は数多く存在するとともにその化学的性質が多岐にわたることなどから，現状，その種類と摂取量を消費者個人が把握することは非常に困難である。また，食品の成分名として複雑な名前（化学式名）が用いられているため，無機リンの含有が一見してはわからないことが多いのも問題である[1]。頻用される食品添加物（すべてPO_4基を含む）を表6-1に示す。無機リンを含む食品として多いのは，飲料，加工肉類，冷凍食品，シリアル類，スナック類，プロセスチーズやチーズスプレッド，インスタント食品などである[2]。ただし，前述のごとくこれらリン酸化合物の表示については一定の基準があるものの，その添加量を表示する義務はない。さらに，食品に含まれるタンパク質由来の有機リンと添加物由来の無機リンとを区別する正確かつ再現可能な方法はない[3,4]。

　食品添加物としてのリン酸塩が健康に及ぼす影響について調べた報告はあまりないが，コーラ系飲料を多量に消費する米国ではその健康影響が心配されている。酸味料としてリン酸塩を使用するコーラ系の炭酸を含む清涼飲料水には，1缶（約350mL）あたりおよそ40～70mgのリン酸塩を含むとされる。コーラ系飲料を定期的に摂取する人はそうでない人に比べて骨密度（Bone mineral density；BMD）が低いとの報告[5]がある。なお，この影響はノンカフェインのコーラ系飲料でも同様に認められることから，コーラに含まれるリン酸塩がカルシウムの吸収を阻害し，骨からのカルシウム溶出を促進させる原因ではないかと推測される[6]。また，スポーツ選手は，運動能力を高め筋肉量

を増加させるために，高タンパク質食品，液状食品，クレアチンモノリン酸補給食品などを好んで摂取する。リンは骨格筋においてグルコースが利用される際，あるいはクレアチンが機能する際に不可欠な栄養素であることから，このようなリンを多量に含む機能性食品の有効性が期待されている。ただし，こうした市販品の中には1食あたり3,000mgのリンを含有しているものなどがあることから，食事からのリン摂取量を考慮すると，明らかに1日の上限量（耐容

表6-1　食品業界で頻用されているリン酸添加物

リン酸塩	用途	添加されている食品
リン酸水素カルシウム	カルシウムおよびリンの補給，生地改良剤	パン生地ミックス，酵母発酵パン製品，シリアル類，小麦粉，離乳食品，乳飲料，総合ビタミン錠，ヨーグルト
リン酸水素二ナトリウム	イオン封鎖剤，乳化剤，緩衝剤，吸着剤，pH調整剤，タンパク変性剤，アルカリ源，安定剤	シリアル類，チーズ，加糖練乳，クリーム，無糖練乳，ミルクパウダー，ゼラチン，アイスクリーム，チーズ類似品，インスタントチーズケーキ，インスタントプリン，スポーツ飲料，脱脂粉乳，パスタ，プロセスチーズ，スターチ，ホイップトッピング，プリン
リン酸二水素ナトリウム	酸味料，緩衝剤，乳化剤，膨張剤，タンパク変性剤，イオン封鎖剤，ゲル化助剤	コーラ飲料，ドライパウダー飲料，ゼラチン，インスタントチーズケーキ，インスタントプリン，スポーツドリンク，プロセスチーズ，カスタードプリン
リン酸	酸味料，pH調整剤，緩衝剤，化学調味料，着香剤，イオン封鎖剤，安定化剤，増粘剤	コーラ飲料，炭水化物飲料，非炭水化物飲料
ヘキサメタリン酸ナトリウム	イオン封鎖剤，硬化剤，生地強化剤，乳化剤，固化剤，増味剤，着香剤，保潤剤，栄養補助剤，加工助剤，安定剤，増粘剤，界面活性剤，調質剤，緩衝剤	肉類，魚類，鳥肉類，野菜，クリーム，アイスクリーム，乳清，プロセスチーズ，卵，テーブルシロップ，トッピング類
トリポリリン酸ナトリウム	イオン封鎖剤，pH調整剤，乳化剤，アルカリ化剤，緩衝剤，凝固剤，分散剤，タンパク変性剤，抗酸化剤，硬化剤，増味剤，保潤剤	肉製品，魚類，鳥肉類，植物性タンパク，プロセスチーズ，サワークリーム，ヨーグルト，テーブルシロップ，ホイップトッピング，乳清
ピロリン酸四ナトリウム	緩衝剤，pH調整剤，アルカリ化剤，分散剤，タンパク変性剤，凝固剤，イオン封鎖剤，乳化剤，色彩安定剤	加工肉類，鳥肉類，魚類，プロセスチーズ，ポテト製品，アイスクリーム，冷菓
リン酸三ナトリウム	緩衝剤，乳化剤，安定剤，タンパク変性剤，pH調整剤，色彩安定剤	プロセスチーズ，チーズ製品，チーズ類似品，スポーツドリンク，加工済み朝食用シリアル類

上限量は男女とも3,000mg/日)を超過しており，長期摂取に伴う健康への影響が懸念される。その他，リン酸化合物は清涼飲料水をはじめ多くの加工食品や菓子類に使用されていることから，これらの食品を好んで食べる若年層において過剰摂取の危険性が指摘されている。

5. 食品添加物としてのリン酸化合物の安全性評価

(1) 実験動物における知見

　食品添加物の安全性は，物質の分析結果や実験動物を用いた毒性試験などの科学的データに基づき，食品安全委員会が実施する食品健康影響調査（リスク評価）により審議され，これらの科学的根拠（エビデンス）に基づいたADIが設定される。また，食品添加物を実際にどの程度摂取しているのかを正確に把握することも，食品添加物安全性を確保する上で重要なことである。

　リン酸およびその化合物の毒性に関する報告をみてみると，まず，遺伝子突然変異を指標とする試験（微生物を用いる復帰突然変異試験や宿主経由試験など），染色体異常を指標とする試験はいずれもnegativeである[7]。また，リン酸化合物を被験物質とした急性毒性に関する試験成績では，マウスならびにラットへのリン酸一ナトリウム，リン酸一カリウム，ピロリン酸二ナトリウム，ピロリン酸四ナトリウム，トリポリリン酸ナトリウムおよびヘキサメタリン酸ナトリウムの単回経口投与による半数致死量（LD_{50}）値は，マウスで1,300～3,700mg/kg体重，ラットでは1,380～4,100mg/kg体重と報告されている（表6－2）。一方，反復投与試験の成績について，Hautらは，片腎の一部あるいは全部を摘出したSDラットにリン酸塩（リン酸一ナトリウムとリン酸二ナトリウムの混合物）を50～200mg/日に相当する量を18週間与えた際の影響を調べている。その結果，体重について，部分腎摘および片側腎摘出群の高用量投与群（200mg/日）で減少が認められ，血清クレアチニン値の増加，尿中リン濃度の増加がみられた。さらに，解剖後の剖検において，部分腎摘および片側腎

表6-2 リン酸化合物の急性毒性に関する試験成績の概要

(a) リン酸, リン酸塩, オルトリン酸塩

化合物	投与経路	動物種	LD_{50} (mg/kg体重)
リン酸一ナトリウム	経口	モルモット	2,000
		マウス	3,700
		ラット	4,100
リン酸一カリウム	経口	マウス	3,200
		ラット	2,820
ピロリン酸二ナトリウム	経口	マウス	3,350
		ラット	1,690
		ハムスター	1,660

(b) 二リン酸四ナトリウム

化合物	投与経路	動物種	LD_{50} (mg/kg体重)
ピロリン酸四ナトリウム	経口	マウス	1,300
		ラット	1,380

(c) 三リン酸塩, ポリリン酸塩

化合物	投与経路	動物種	LD_{50} (mg/kg体重)
トリポリリン酸ナトリウム	経口	マウス	2,380
		ラット	1,700
		ウサギ	2,500

(d) リン酸カルシウム

化合物	投与経路	動物種	LD_{50} (mg/kg体重)
リン酸一カルシウム	経口	マウス	4,600
		ラット	2,170

参考:Phosphoric acid and phosphate salts. Twenty-sixth report of the JECFA. International programme on chemical safety (IPCS) toxicological evaluation of certain food additives. WHO Food additive series 17. 1982;151-176.

摘出群の高用量投与群(200mg/日)では無処置群の高用量投与群に比して腎でのカルシウム沈着が顕著であった[8]。また,Taniらは,Wistar系ラットにリン酸一カリウム {0.3(対象群),0.6,0.9,1.2,1.5%} とカルシウム(0.6%)を含む餌を4週間投与する試験をおこない,その結果,リン0.6%以上投与群で血中リン濃度の増加傾向を認めている(ただし,個体差が大きい)。尿検査および糞便検査において0.6%以上投与群では尿中および糞便中のリン排泄量の増加がみられた一方,尿中カルシウム排泄量の減少がみられた。さらに,リン1.2%以上投与群では血中副甲状腺ホルモン(PTH)濃度の増加とともに,リンの

吸収と排泄バランス（小腸におけるリンの吸収量－尿中リン排泄量）に減少が認められたことを報告している。これらの結果を受けて筆者らは，1.2％以上のリンの反復投与により，ラットのリン恒常性維持機構に悪影響がある可能性があるとの見解を述べている[9]。

（2） ヒトにおける知見

Calvoらの報告では，健康な成人にリン酸カリウム-ナトリウム（リンとして1g/日）を投与したところ，血漿リン値の上昇を認めたものの，血清カルシウム値，intact PTH（iPTH）値，尿中cAMP値に変化は認められなかったとされている[10]。一方，Kemiらは，健常な閉経前の女性（31～43歳）を食物由来および食品添加物由来のリン摂取量に応じて4群に分け，それぞれの血中PTH濃度，血中カルシウム濃度を測定している。その結果，血中PTH濃度は最もリン摂取量の多い群（リン換算で平均1,956mg/日）で最もリン摂取の少ない群（リン換算で961mg/日）に比べて増加していた。また，平均血中PTH濃度について，プロセスチーズを摂取していた被験者群で増加が認められ，ミルクやプロセスチーズ以外のチーズを摂取していた被験者群では減少が認められたとされている。なお，血中カルシウム濃度についても，最もリン摂取量の多い群は最もリン摂取の少ない群に比べて減少していた。これらの結果から筆者らは高用量のリンの日常的摂取は骨に何らかの悪影響を及ぼす可能性があることを指摘している[11]。さらに，Sullivanらは，高リン血症患者（血中リン5.5mg/dL以上の145例）に，スーパーマーケットでの買い物や飲食店での食事において，リン含有食を避ける教育をおこなったところ，試験開始3ヶ月後の血中リン濃度について，教育群は非教育群より大きく減少していたことを報告している[12]。これらヒトを対象とした成績をみると，リンの過剰摂取は腎や骨といった骨・ミネラル代謝の調節臓器に何らかの悪影響を及ぼすことが示唆される。

6. リン酸化合物の1日摂取量の推計

わが国ではマーケットバスケット方式（Market Basket Method）を用いた食品添加物1日摂取量調査がおこなわれている。マーケットバスケット方式とは，スーパー等で実際に販売されている食品を購入し，その中に含まれている食品添加物量を分析し，その結果に国民健康・栄養調査に基づく食品の喫食量を乗じて摂取量を推定する方法である。2010（平成22）年度の報告[13]からリン酸化合物の摂取状況をみてみると，2004（平成16）～2006（平成18）年の国民健康・栄養調査データを基に修正した食品喫食リストの20歳以上の喫食量に基づき，2種類のリン酸化合物（オルトリン酸および縮合リン酸）を対象として加工食品群による摂取量調査が実施された。調査方法としては，調査に参加した地方衛生研究所6機関（札幌市，仙台市，東京都，香川県，長崎県および沖縄県）においてそれぞれマーケットバスケット方式調査用加工食品群Ⅰ～Ⅷ群（Ⅰ群：調味嗜好飲料，Ⅱ群：穀類，Ⅲ群：いも類・豆類・種実類，Ⅳ群：魚介類・肉類・卵類，Ⅴ群：油脂類・乳類，Ⅵ群：砂糖類・菓子類，Ⅶ群：果実類・野菜類・海藻類，Ⅷ群：特定保健用食品）を調整した。その後，国立医薬品食品衛生研究所を含む7機関で，調査対象となる食品添加物について個別に分析し，食品添加物の含有量を求め，個々の食品群の20歳以上の喫食量を乗じ，1日摂取量を算出している。なお，本調査で対象となったリン酸化合物とはオルトリン酸（リン酸，リン酸三カリウム，リン酸三カルシウム，リン酸三マグネシウム，リン酸水素二アンモニウム，リン酸二水素アンモニウム，リン酸水素二カリウム，リン酸二水素カリウム，リン酸一水素カルシウム，リン酸二水素カルシウム，リン酸水素二ナトリウム，リン酸二水素ナトリウムおよびリン酸三ナトリウム）および縮合リン酸（ピロリン酸四カリウム，ピロリン酸二水素カルシウム，ピロリン酸二水素二ナトリウム，ピロリン酸第二鉄，ピロリン酸四ナトリウム，ポリリン酸カリウム，ポリリン酸ナトリウム，メタリン酸カリウムおよびメタリン酸ナトリウム）であり，いずれも食品の保水性を高

め，形状を保持したり食感を良くするための結着剤として食品に添加されているものである。その結果，リン酸化合物の1日摂取量は280.90mg/人/日であった。ただし，この量はあくまでも結着剤としての添加量にすぎない。また，添加物を含む加工食品，保存食品，強化食品および清涼飲料水に含まれる無機リン酸の量は，食品栄養データベースでは実際より低く報告されており，吸収率が低い有機リンと区別されていない場合が多いようである。そのため動物性ならびに植物性の有機食品に含まれるタンパク質由来のリンによる負荷に比べると，食品添加物由来のリンによる負荷は食事からのリンの摂取からみて過度に高い可能性が示唆される。ちなみに2008年の国民・健康栄養調査結果によれば，リンの摂取中央値は974mg/日である。また，食品からの添加物としてのリン酸化合物の推定1日摂取量（オルトリン酸，縮合リン酸の合計値）は2004年で281.6mg/日である[14]。なお，わが国の健常成人におけるリンの目安量は性別・年齢で多少変動はあるものの，おおよそ1,000mg/日程度であり，また耐容上限量は3,000mg/日であることから，これが直ちに影響を及ぼす量ではないと考えられるが，とりわけ腎機能の低下が予想される患者あるいは高齢者では注意が必要であろう。

　また，これとは別に，国内の食品添加物製造業者，輸入業者，食品製造業者に対するアンケート調査から，個々の食品添加物について1年間の生産量または使用量から，食品に添加される商品添加物量を算出し，それを国民人口で割りさらに日数（365日）で割ることで1日摂取量を算出する方法もあり，これは生産・流通・使用量調査方式（Poundage method）と呼ばれる。ちなみに生産量ベースでの摂取量調査結果によれば，添加物であるリン酸化合物の推定1日摂取量は2007年度で39.58mg/人/日（リンとして）と報告されている[15]。

7．添加物としてのリン酸化合物の評価とその国際比較

　食事中のリン，あるいはリン酸化合物の摂取に係る国際的なリスク評価として，JECFAは1982年の第26回会合において，リン酸塩の評価をおこなってい

る。その結果，ヒトにおいて腎のカルシウム沈着が予想されるリン酸塩の摂取量の下限を6,600mg/日としている。さらに，リンが必須栄養素であることを踏まえ，ゼロから最大値の範囲で摂取量に関して基準を設けることは適切でないという考えから，最大耐容1日摂取量（Maximum Tolerable Daily Intake；MTDI）を70mg/kg/日とすることを提案している（体重60kgで4,200mg/日に相当）[7]。一方，米国においては，米国食品医薬品局（Food and Drug Administration；FDA）が1985年にリン酸一水素マグネシウムの安全性評価をおこない，一般的な使用においてリスクがないもの（Generally Recognized as Safe；GRAS）とした[16]。これは欧州諸国（EU）においても同様で，欧州食品科学委員会（EC-SCF）は1990年，イオン化する塩類について一部の塩類を除きADIを特定しない（not specified）としている。このように，添加物由来のリン酸化合物はその含有量の詳細は不明であるもののさほど健康に多大な影響を与えないことから，国内外含めて厳格な規制はおこなわれていないのが現状である。

一方，各国におけるリンの耐容上限量（UL）をみてみると（表6－3），本邦成人のリン摂取のULについては，血清無機リンが正常上限となる摂取量として算定された3,686mg/人/日を健康障害非発現量（NOAEL）とし，不確実係数（UF）1.2で除した値から最終的に3,000mg/日としている（日本人の食事摂取基準　2015年版）。一方，米国では米国栄養評議会（Council for Responsible Nutrition；CRN）が2004年にサプリメントとしてのリンの許容上限摂取量（Upper Intake Levels；UL）について，カルシウムとの摂取量比が適切な範囲内に収まることを考慮して1,500mg/日（カルシウムと同値）としている。なお，米国医学研究所（IOM）は，リンについて有害事象がみられていないことから，NOAELを10.2g/日としており，UFを2.5として成人のULを4,000mg/日としている。また，英国EVMではリンについてNOAELを750mg/日と評価しており，サプリメントからの摂取量についてUFを3としてGL（Guidance Level）を250mg/日としている。さらに，通常の食事からの摂取（約2,100mg）も含めた1日の総摂取量のGLを2,400mg/日としている。ULは各国間でさほど

表6-3 各国におけるリンの許容上限摂取量（UL）等

日本MHLW (UL)	米国CRN (UL)	米国IOM (UL)	EU SCF (UL)	英国EVM (UL)
3,000mg/日 (成人)	Supplement； 1,500mg/日 (成人)	4,000mg/日 (成人)	特定しない (not specified)	Supplement； 250mg/日 Total； 2,400mg/日 (成人)

MHLW：Ministry of Health, Labour and Welfare；厚生労働省
CRN：Counsil for Responsible Nutrition；米国栄養評議会
IOM：Institute of Medicine；米国医学研究所
EU：European Union；欧州連合
SCF：Scientific Committee on Food；食品科学委員会
EVM：Expert Group on Vitamins and Minerals；ビタミン・ミネラルに関する専門家グループ

大差がないが，過剰なリン摂取はカルシウムの吸収・利用に悪影響を及ぼすことを考えると，欧米諸国に比してカルシウム摂取量が少ないわが国では無視できない問題であると考えられる。

8．添加物に含まれるリンの過剰摂取の意味

食品中のリンの多くはタンパクに結合した状態で存在しているが，添加物として食品中に含まれるリン酸化合物はタンパク質と結合しておらず，腸管内で比較的容易に解離して吸収されると考えられている[4]。実際に，自然食品に含まれる有機リンの腸管吸収率はおよそ40～60％ほどであるのに対して，無機リンの吸収率は90％を超えると考えられる[17,18]。これらのことから，無機リンを含有する食品添加物からリンを過剰に摂取した場合の負荷は，有機リン由来の負荷以上に大きいことが示唆される。わが国に比べて加工食品，特にチーズを含む乳製品とコーラなどの炭酸を含む清涼飲料水の摂取量が多い米国では，国民の標準的な食事に含まれるリンのうち，食品添加物由来のリンは，1990年代初期には約500mg/日程度であったが，今日では1,000mg/日にも達すると推定される[17,19,20]。

健康被験者8例に，タンパク質含有量（95g/日）と熱量（2,200 kcal/日）が同じでリン含有食品添加物をほとんど，あるいはまったく含まない食事を4週間食べてもらい，4週後からリン含有食品添加物を大量に含む食事を提供した試験がある[4]。この試験では，リン添加の介入により，食事からのリン総摂取量は979mg/日から2,124mg/日と大幅に増加した。また，リン酸添加物を含む食品を多く摂取したことによる結果として，腹部不快感，軟便および軽度下痢が高頻度に出現し，血清リン濃度の上昇，尿中リン排泄の増加，血清中および尿中カルシウム濃度の低下が観察された。これらの変化は慢性腎臓病（CKD）患者にみられる二次性副甲状腺機能亢進症のように，PTH分泌の持続的亢進に伴って認められるミネラル代謝異常の病態に類似している[21]。加工食品の多くは，元来，食品に含まれるリン（有機リン）のほかに多量のリン（食品添加物としての無機リン）を含んでいるだけでなく，無機リンは吸収率が高いことも原因であると考えられる。また，本成績は健常者を対象としたものであることから，腎機能が低下している患者や高齢者ではさらなる悪影響が予想される。慢性腎臓病患者にとって特に注意すべき食品は，清涼飲料水とチーズの2種類である。市販のコーラ飲料や他の清涼飲料水には通常，多くのリン酸が含まれている。その含有量は各製品により異なるが大手メーカー製のコーラ飲料でおよそ50～60mg/缶（350mL）程度である。これらの飲料に含まれるリン酸はほぼ100％食品添加物に由来するものであり，また無機リン酸であること，さらに液体に完全に溶解しているものであることから，固形あるいは半固形の食品と比べても吸収率が高いものと考えられる。添加物に由来するリンの過剰摂取は，世界中のほぼすべての国が抱える食の問題の1つである。特にチーズ（特に加工食品としてのインスタントチーズ）の消費量の多い欧州地域では極めて深刻な問題である。チーズに含まれるリン含有量（1皿50gあたり）は最も少ないブリーチーズ（白カビタイプのチーズで，カマンベールに類似したチーズ）で100mg未満であるが，最も消費量の多いソフトタイプのプロセスチーズでは多量の添加物を使用しており，含有量はブリーチーズの5倍以上にも達する[2]。

また，ポリリン酸に代表される縮合リン酸はその特徴である緩衝作用，金属イオンの封鎖性，pH調整作用，魚介類の缶詰にみられるストラバイド（カニや鮭肉の主成分であるマグネシウム・アンモニウム・リン酸が結合して生じる結晶）防止作用などを有することから，食品添加物として広く利用されている。縮合リン酸の毒性に関してFAO/WHO合同専門委員会は，縮合リン酸塩はそのままではほとんど腸管で吸収されず糞中に排泄されるので，その毒性は考慮しなくてよいと報告している。しかし，消化管内で一部モノリン酸塩に分解されるため，その毒性はモノリン酸塩と同様に考えるべきであるとして，ヒトに対する許容1日摂取量を条件付きで30～70mg/kg体重と決めている。ただし，これは摂取した縮合リン酸塩が全部モノリン酸塩に分解されるという場合を考慮したものである。また，縮合リン酸はその科学的性質からカルシウムやリン，鉄，亜鉛などの吸収率を低下させることも知られており，縮合リン酸塩の影響については今後も引き続き検討していく必要があるものと考えられる。

9．リン摂取過剰に対する栄養指導

維持透析患者やCKD患者では高率に栄養障害が見られることが多く，これは合併症や患者の生命予後と密接に関連することが知られている。一方，高リン血症などのリン代謝障害は，維持透析患者における骨代謝障害，二次性副甲状腺機能亢進症および心血管系障害の発症を誘起し，患者の生命予後をも規定する重要な因子となる。したがって，CKD患者における栄養障害ならびにリン代謝障害への対策は栄養指導上，最重要課題であると考えられる。維持透析患者やCKD患者における栄養障害はprotein-energy wasting（PEW）と称され，骨格筋などの体タンパクの減少とエネルギー源（脂肪量，筋肉量）が不足した病態を呈する。一般的に，体タンパクの減少を改善させるためには，十分なカロリー摂取と良質なタンパク質の補給が効果的であるが，我々が摂取するタンパク質には多くのリンを含むことがより問題を複雑なものとしている。すなわち，食事からのタンパク質摂取量とリン摂取量の間には強い正の相関があ

り（図6-1），このためCKD患者では高タンパク質の摂取がリンの過剰摂取と高リン血症の発症につながることが多い[22]。逆に，食事からのリン摂取を制限するとタンパク質摂取量も減少することが多く，体タンパク質の消費や生存期間の短縮に繋がる危険性も指摘されている[23]。このようにタンパク質摂取量とリン摂取量の間には密接な相関が認められるため，適切な栄養を確保する上で非常に難しい問題となっている。すなわち，CKD患者に対する栄養指導では，食事に含まれるリンの絶対量にのみ注目するのではなく，タンパク質に対するリンの含量比にも目を向けるべきである。

維持透析患者に対するリン制限食は，通常，リン摂取を800～1,000mg/日と

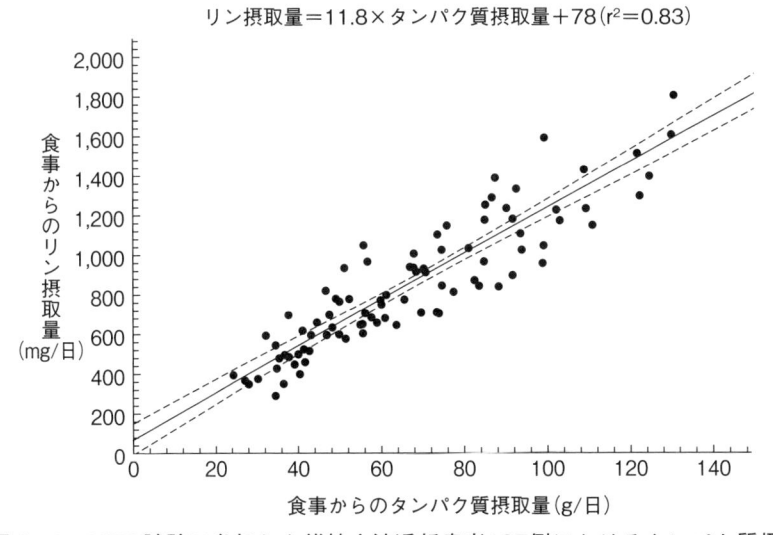

図6-1 NIED試験に参加した維持血液透析患者107例におけるタンパク質摂取量（g/日）から推定したリン摂取量（mg/日）
　回帰式：リン摂取量＝11.8×タンパク質摂取量＋78（$r=0.91$, $P<0.001$）
　試験対象：2001～2006年にかけてロサンゼルス周辺の8つのDaVita透析クリニックのいずれかで治療を受けていた成人維持血液透析患者107例
　食事からのリン摂取量：874±26.9g/日（294～2,137mg/日）
　食事からのタンパク質摂取量：66.6±26.9g/日（24.1～160.7g/日）
　年齢：56.0±12.4歳，男性60％，黒人43％，ヒスパニック系36％，糖尿病合併患者62％，透析歴42.1±33.7ヵ月，透析後の目標体重75.1±20.8kg（42.6～172.1kg），single-pool Kt/V値1.58±0.28。
　破線は予測値の範囲を示す。　　　　　　　　　　　　（Clinical Calcium 2012；22；1587より転載）

することを目標にするが，現実的には困難な場合が多い。一般にリン制限食はおいしくなく，また，スナックやファストフードといった加工食品の摂取が厳しく制限されることも相まって食事療法の継続が困難となるケースが多い。また，食品表示規則は食品のリン含量を載せることを求めておらず，このことが食品や添加物由来のリン含有量評価をより困難にしている[24]。血中リン濃度を低下させる薬剤として，食事中のリンと結合して腸管からのリン吸収を阻害するリン吸着剤が，低リン食とともに供される。リン吸着剤には水酸化アルミニウム，炭酸アルミニウム，酢酸カルシウム，炭酸カルシウム，塩酸セベラマーおよび炭酸ランタンなどがある。しかし，これらの吸着剤の中には重篤な副作用を有するものが少なくなく，加えてリン吸着剤の効果は単独では限定的であり，その最大効果を発揮するためにはリン制限食との併用が不可欠である。

10. 透析患者におけるリン・タンパク管理の重要性

透析患者のリン摂取量は，食事調査や聞き取り調査による栄養評価法で求められるが，食事内容や計量が困難な場合が多く，正確なリン含有量を把握することは容易ではない。そこでリン摂取量とタンパク質摂取量との間に高い相関があることを利用して，リン摂取量〔g〕は，標準体重で補正したタンパク異化率（nPCR）から食事中のタンパク質量を求め，リン摂取量〔g〕＝タンパク質摂取量〔g〕×15で推定することができる。ただし，このような窒素代謝動態からの算出方法は，患者自身の栄養素代謝状況などに大きく左右されることも考慮しておく必要がある。

K/DOQI（National Kidney Foundation Kidney Disease Outcomes Quality Initiative）ガイドラインでは，透析患者におけるタンパク質摂取量を1日あたり1.2g/kg体重と比較的高めに設定すべきとしている[25]。これまでの疫学研究の結果から，維持透析患者では，標準化タンパク異化率（nPCR）および標準化窒素出現率（nPNA）は，1日あたり1.4g/kg（食事タンパク質摂取量に換算して約1.5～1.6g/kg/日に相当）までであれば，より高い方が生存期間も長

くなることが明らかにされている。

　また，最近の報告によると，血中リン濃度の調節を優先するべく食事からのタンパク質摂取を制限すると，そのリスクは血中リン濃度を低下させることによる有益性を上回る可能性があることから，死亡リスクの上昇につながる危険性を指摘する成績が多く見受けられる。慢性維持透析患者約3万例を対象に実施された3年間の疫学調査では，透析前の血清リン濃度が低下し，同時に食事由来タンパク質摂取量が低下すると死亡リスクが上昇することが明らかとなった[26]。また，この研究において，血清リン濃度と死亡リスクとの関係は"J字"カーブとなることが示されている（図6-2）。一方，透析前血清リン濃度の6ヶ月間の変化と，同じ6ヶ月間のタンパク質摂取量が（nPNAまたはnPCRの変化量を指標として）逆方向に変化した場合（リン濃度が低下し，タンパク質摂取量が増加した場合と，血清リン濃度が上昇し，タンパク質摂取量が減少した場合）を比較した結果，これらは生存率と相関することが示された（図6

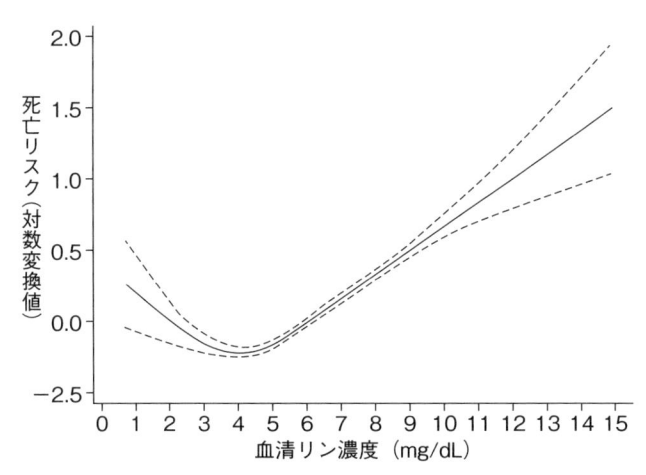

図6-2　DaVitaクリニックで治療中の維持血液透析患者30,075例における透析前血清リン濃度の3カ月平均値からの予測した死亡リスク

y軸の値は，3年間（2001年7月〜2004年6月）の死亡リスクの対数変換値を表す。
多変量解析回復スプラインモデルは，case mixおよび栄養状態・炎症の観察値で補正した。
破線は95%信頼限界を表す。

(Clinical Calcium 2012；22；1589より転載)

−3)²⁶⁾。すなわち，タンパク質摂取量が減少しているにもかかわらず血清リン濃度が上昇している患者群では生存率が低く，逆にタンパク質摂取量が増加している患者群で血清リン濃度が低下している場合には生存率が高いことがわかる。以上の成績は，タンパク質の摂取量を制限することなく，リンの量を制限することがCKD患者のリン管理にとってより効果的である可能性を示唆するものである。これを達成するためには，食事に含まれるリンの絶対量だけではなく，タンパク質に対するリンの含量比も考慮することが大切である。とりわけタンパク質を含む食品のリン含有比はその食品の種類によっても大きく異なることを十分に認識する必要がある。例えば，タンパク質1gあたりのリン含量は，卵白ではわずか1.4mgであるが，卵黄では22.8mgであり，卵白の実に

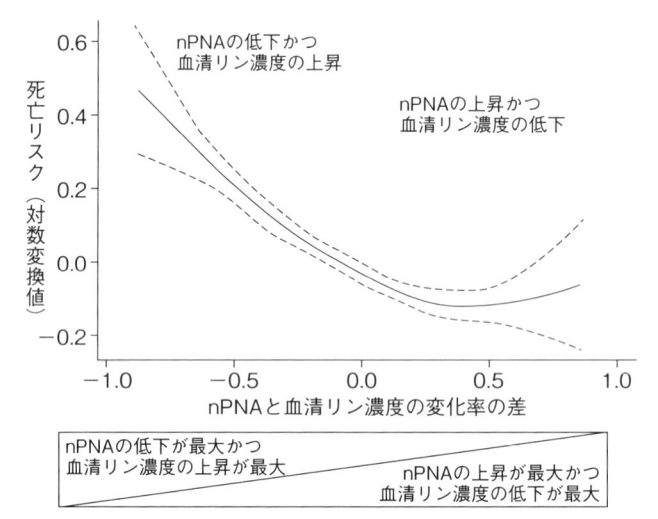

図6−3 維持血液透析患者30,075例における食事からのタンパク質摂取量（nPNA〔nPCR〕を指標とする）と血清リン濃度の変化のパーセンタイル値の差から予測した死亡リスク

各患者におけるnPNAと血清リン濃度の差は−0.98〜0.98である。
Y軸の値は，case mixおよび栄養状態・炎症の観察値で補正した多変量Cox回帰スプラインモデルに基づく3年間の死亡リスクの対数変換値を表す。
破線は95％信頼限界を表す。
各患者に対して，nPNAまたは血清リン濃度の変化のパーセンタイル値に基づく，0.01〜0.99のパーセンタイルスコアを割り当てた。　　　　　　　　　　　　　（Clinical Calcium 2012；22；1589より転載）

16倍である。

　また，食事中に含まれるリンの種類（有機リンか無機リンか）や，摂取源（動物性か植物性か）も重要な要素である。肉類に含まれるリンは有機のリン酸として細胞内に多く存在するため容易に加水分解され腸管から速やかに吸収される。これに対して，豆類や穀類等の植物性食品に含まれるリンは，そのほとんどがフィチン酸もしくはフィチン酸塩の形で存在する[27, 28]。フィチン酸の形で存在するリンは消化管からの吸収が低いため，種実類や豆類などの植物性食品はたとえ見かけ上のリン含有量が多いとしてもその生体内利用率は比較低く，通常50%未満である[29]。これに対して添加物として含まれる無機リン酸はタンパクと結合しておらず，腸管から速やかに吸収される。無機リンの吸収率はその種類にもよるが90%を超えると考えられる[17]。このため，添加物由来のリンによる負荷は，食事からのリンの摂取に比べて過度に高いことが推測される。

　以上より，CKD患者における有効な栄養指導を考えるためには，適切なリン吸着剤を処方するとともに，患者のモチベーションを維持可能な範囲内で，無機リンの含量が最も少なくかつタンパク質を十分に含む（リン/タンパク質含量比が低い）食事を供すること，またリン酸化合物を比較的多く含むとされる加工食品や清涼飲料水の摂取は可能な限り避けることが必要であると考えられる。

11. おわりに

　食品中のリン，とりわけ添加物としてのリン酸化合物の摂取状況とその対策について概説した。リン代謝の恒常性維持にとって腎臓は最も重要な臓器であり，食事のリン含有量はリン代謝調節にとって特に重要な調節因子である。特に無機リンは有機リンに比べて吸収がよいため，食品添加物として食品に含有されるリン酸化合物は日常の食生活で摂取するリンの量を著しく高める恐れがある。また，加工食品に含まれるリンの量やその種類に関する情報を消費者個人が正確に把握することは非常に困難である。最近おこなわれたランダム化比

較試験の結果を見てみると，健常人よりもリン摂取に注意を払っているCKD患者においても，リン摂取のかなりの部分が加工食品由来の無機リン酸であることが明らかとなっている[12]。したがって，CKD患者には動物性食品にフィチン酸を多く含む植物性食品を組み合わせた食事内容を指導するとともに，吸収率の高い無機リン酸を多く含む加工食品や清涼飲料水の摂取はできるだけ控えるよう指導していく必要がある。

　リン過剰摂取の問題は腎機能が悪化した患者だけでなく，一般の健常人においても無視できない問題である。人間の体はリンとカルシウムのバランスを感じ取って調節していると考えられている。したがって，カルシウムを十分摂っていればリンの摂取量は上限値3,500mg/日までなら問題ないとされる（日本人の食事摂取基準2010年版）。しかし，わが国の多くの健常人がカルシウムの摂取量が基準に達していない現状を考えると，カルシウム摂取量が少ない人が過剰なリンを摂取すれば，体は何倍ものリンを摂ったと判断し，腎臓への負担が増大する。したがって，健常な骨・ミネラル代謝を維持するためには，たとえ健常人であってもカルシウムと同量のリン摂取を心掛けることが大切である。

文　献

1) Sherman R.A., Mehta O.：Dietary phosphorus restriction in dialysis patients：potential impact of processed meat, poultry, and fish products as protein sources. Am J Kidney Dis 2009；54；18-23.
2) Murphy-Gutekunst L.：Hidden phosphorus：Where do we go from here? J Ren Nutr 2007；17；e31-e36.
3) Cupisti A., D'Alesandro C., Baldi R. et al：Dietary habits and counseling focused on phosphate intake in hemodialysis patients with hyperphosphatemia. J Ren Nutr 2004；14；220-225.
4) Bell R.R., Drapper H.H., Tzeng D.Y. et al：Physiological response of human adults to foods containing phosphate additives. J Nutr 1977；107；42-50.
5) Tucker K.L., Morita K., Qiano N. et al：Colas, but not other carbohydrate beverages, are associated with low bone mineral density in older women：The Framingham Osteoporosis Study. Am J Clin Nutr 2006；84；936-942.
6) 尾上桂子，泉龍大，大田博明：食習慣と骨粗鬆症．臨床栄養 2009；484-489.

7) Phosphoric acid and phosphate salts. Twenty-sixth report of the JECFA. International Programme on chemical safety (IPCS) Toxicological evaluation of certain food additives. WHO Food Additives Series 17. 1982;151-176.
8) Haut L.L., Alfrey A.C., Guggenheim S. et al：Renal toxicity of phosphate in rats. Kidney Int 1980;17;722-731.
9) Tani K., Sato T., Yamanaka-Okumura H. et al：Effects of prolonged high phosphorus diet on phosphorus and calcium balance in rats. J Clin Biochem Nutr 2007;40;221-228.
10) Calvo M.S.：Acute effects of oral phosphate-salt ingestion on serum phosphorus, serum ionized calcium, and parathyroid hormone in young adults. Am J Clin Nutr 1988;47;1025-1029.
11) Kemi V.E., Rita H.J., Karkkainen M.U. et al：Habitual high phosphorus intakes and foods with phosphate additives negatively affect serum parathyroid hormone concentration：a cross-sectional study on healthy premenopausal woman. Public Health Nutr 2009;12;1885-1892.
12) Sullivan C., Sayre S.S., Leon J.B. et al：Effect of food additives on hyperphosphatemia among patients with end-stage renal disease. JAMA 2009;301;629-635.
13) 平成22年度マーケットバスケット方式による着色料，保存料等の摂取量調査の結果について．厚生労働省報告資料．
14) 厚生労働省：食品健康影響評価に係る補足資料の提出依頼について（回答），平成18年食安基発第1122001号．
15) 「添加物規格基準の向上と使用実態に関する調査」グループ：西島基広，西川秀美：食品添加物規格基準の向上と使用実態に関する調査研究　その1　指定添加物品目（第9回最終報告），平成22年度厚生労働省科学研究費補助金（食品の安心・安全確保推進研究事業）「食品添加物の規格の向上と使用実態の把握等に関する調査研究」分担研究「食品添加物規格基準の向上と使用実態に関する調査研究」，平成22年；288-294, 318-321.
16) FDA：21 CFR Parts 182 and 184. GRAS Status of Magnesium Carbonate, Magnesium Chloride, Magnesium Hydroxide, Magnesium Oxide, Magnesium Phosphate, Magnesium Stearate, and Magnesium Sulfate. Federal Register. 50;13557-13560, 2985.
17) Sullivan C.M., Leon J.B., Sehgal A.R.：Phosphorus-containing food additives and the accuracy of nutrient databases：Implications for renal patients. J Ren Nutr 2007;17;350-354.

18) Calvo M.S.: Dietary considerations to prevent loss of bone and renal function. Nutrition 2000; 16; 564-566.
19) Calvo M.S., Park Y.K.: Changing phosphorus content of the U.S. diet: Potential for adverse effects on bone. J Nutr 1996; 126; 1168S-1180S.
20) Uribarri J.: Phosphorus additives in food and their effect in dialysis patients. J Am Soc Nephrol 2009; 4; 1290-1292.
21) Shafey T.M., McDonald M.W., Pym R.A.: Effects of dietary calcium, available phosphorus and vitamin D on growth rate, food utilization, plasma and bone constituents and calcium and phosphorus retention of commercial broiler strains. Br Poult Sci 1990; 31; 587-602.
22) Colman S., Bross R., Benner D. et al: The nutritional and inflammatory evaluation in dialysis patients (NIED) study: overview of the NIED study and the role of dietitians. J Ren Nutr 2005; 15; 231-243.
23) Fouque D., Pelletier S., Mafra D. et al: Nutrition and chronic kidney disease. Kidney Int 2011; 80; 348-357.
24) Kalantar-Zadeh K., Gutekunst L., Mehrotra R. et al: Understanding sources of dietary phosphorus in the treatment of patients with chronic kidney disease. Clin J Am Soc Nephrol 2010; 5; 519-530.
25) National Kidney Foundation: K/DOQI clinical practice guidelines for bone metabolism and disease in chronic kidney disease. Am J Kidney Dis 2003; 42; S1-S201.
26) Shinaberger C.S., Greenland S., Kopple J.D. et al: Is controlling phosphorus by decreasing dietary protein intake beneficial or harmful in persons with chronic kidney disease? Am J Clin Nutr 2008; 88; 1511-1518.
27) Sandberg A.S., Anderson H., Kivisto B. et al: Extrusion cooking of a high-fibre cereal product. 1. Effects on digestibility and absorption of protein, fat, starch, dietary fiber and phytate in the small intestine. Br J Nutr 1986; 55; 245-254.
28) Bohn L., Meyer A.S., Rasmussen S.K. et al: Impact on environment and human nutrition. A challenge for molecular breeding. J Zhejiang Univ Sci B 2008; 45; 165-191.
29) Lei X.G., Porres J.M.: Phytase enzymology, applications and biotechnology. Biotechol Lett 2003; 25; 1787-1794.

第7章　リン出納の把握

新井　英一[*]
佐久間理英[*]

1．はじめに

　高リン食の摂取による血中リン濃度の上昇は，透析患者の死亡リスクを増大させるのみならず，健常者においても血管内皮機能障害を誘発する。近年，日本の食生活は食の欧米化によるタンパク質の過剰摂取や，加工食品およびコンビニエンスストアの普及に伴うリン摂取量の増大が懸念されている。現在，リン摂取量は秤量法を用いた食事記録により評価されているが，調理による損失や食品添加物からの摂取量は考慮されていないため，精度は極めて低いことが示されている。本章では，リンの生体内での出納評価，食品中のリンおよびその低減効果について概説する。

2．生体のリン動態について

　生体に存在するリンは，体重の約1％程度である。その約85％はハイドロキシアパタイトを形成するために，骨などでカルシウムと結合している。14％は筋肉などの軟部組織の細胞においてリン脂質，核酸，リン酸化したタンパクなどの形で存在し，残りの1％が血漿などの細胞外液に存在する。血漿総リン濃度12～14mg/dLのうち8～10mg/dLは血漿タンパクやリン脂質などの有機リンとして存在し，残りの2～4mg/dLは無機リンとして存在し，いわゆる臨床現

---

[*]　静岡県立大学食品栄養科学部臨床栄養管理学研究室

場にて測定されている血清リン濃度を指す。血清中の無機リンは85%程度がリン酸イオン（HPO_4^{2-}，$H_2PO_4^-$）として存在し，残りは他の物質と結合して存在する。健常者において，日常のリン摂取量は1週間あたり平均8,400mg程度であり，腸管からの正味の吸収量は1週間あたり約5,400mgと推定されている（図7−1）[1]。この吸収には，ビタミンDの作用が必要であり，カルシウムとともに血中濃度が上昇する。吸収されたリンは生体のホメオスターシスの状態に依存するが，骨において1週間あたり2,100mgの動的平衡によって蓄積と遊離が行われる。また，必要に応じて，様々な細胞にリンが供給され，基本的には吸収された量と同量の5,400mg/週が腎臓から尿中に排泄され，リン出納のバランスが保たれている。吸収されなかった残りの3,000mg/週はそのまま糞便中に排泄される。したがって，リン出納を評価する上で，腎臓でのリン再吸収が重要な意義をもつ。正常なリン動態を有する，すなわち腎機能が正常な人が，高リン食を摂取すると，吸収したリンのほとんどが尿中に排泄され，低リン食を摂取すると尿中への排泄は低下する。そのため，腎不全患者や透析患者においては，食事から摂取されたリンは，尿への排泄ができず体内に蓄積され，高リン血症を呈する。以上のことから，腎不全患者や透析患者における食事療法においてリン摂取制限が必要となる。

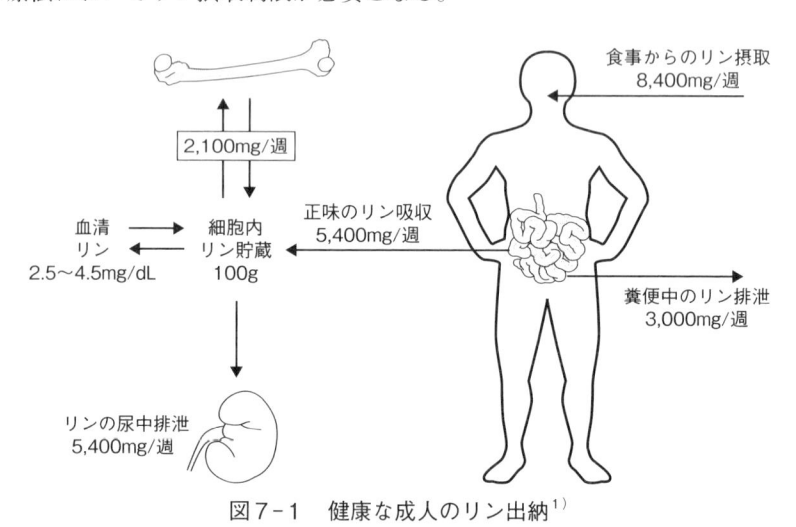

図7−1　健康な成人のリン出納[1]

3．リン摂取量の評価に対する問題点について

　近年，わが国では食の欧米化に伴うエネルギーやタンパク質の過剰摂取が問題となっている。食品中に含まれるリンの大半はタンパク質と共存しているため，タンパク質摂取量の増加に伴いリンの摂取量も増加する[2,3]。また，技術の発達や食の簡便化に伴い，保存性や嗜好性を高めた加工食品が広く普及している。リンは食品添加物として加工食品に多く使用されているため，我々はリンを過剰に摂取している可能性が高い。2008（平成20）年の国民健康・栄養調査によると，日本人のリン摂取量は平均約970mg/日であるが[4]，この調査は食品添加物からのリン摂取を考慮していないため，実際の摂取量はさらに多いと推察される。リン酸ナトリウムや酸性ピロリン酸ナトリウム，リン酸アルミニウムナトリウム，第一リン酸カルシウムなどのリン酸化合物は，膨張剤やpH調整剤，酸化防止剤など様々な用途で食品添加物として幅広く利用されており[5]，リン含有食品添加物の記載がある加工食品は，記載がない加工食品に比べてリン含有量が有意に高いことが報告されている[6]。米国の報告によると，1990年代における食品添加物からの推定リン摂取量は470mg/日であったが，2000年代には1,000mg/日となっており，食品添加物由来のリン摂取量は，近年急激に増加している[7]。また，日本においても2010（平成22）年厚生労働省が発表したマーケットバスケット方式を用いた調査において，食品添加物由来のリン摂取量は約280mg/日と摂取基準の1/3程度を示し，決して少なくない量を摂取していると考えられる。

　また，日本人におけるリンの平衡維持に必要な摂取量に関する研究が少ないため，日本人の食事摂取基準2010年版におけるリンの摂取目安量は，米国やカナダの食事摂取基準を参考に，2005（平成17），2006（平成18）年の国民健康・栄養調査におけるリン摂取量の中央値から，成人の男性を1,000mg/日，女性を900mg/日と定めている[8]。したがって，現行のリン摂取目安量が適切であるかは定かではない。

現在，栄養摂取量を把握するためのゴールドスタンダードとして，秤量法による食事記録が用いられている。しかし，この方法は対象者自身が秤量，記録するため，摂取量を過大または過小評価する可能性がある[9, 10]。また，市販食品における栄養成分表示にリン含有量の記載が義務付けられていないことや栄養価計算を行う際，調理による損失および産地，季節による栄養成分の変動が考慮されないことから，秤量法による食事記録においてリン摂取量を正確に把握することは極めて困難である。

4．リン出納の把握としての24時間蓄尿法の妥当性について

適切なリン摂取量を評価するためには，24時間蓄尿法が適切であると考えられる。この方法は採血等と異なり，非侵襲的に生体内の状況を把握することが可能な手法である。現在，24時間蓄尿法により得られた尿中尿素窒素およびナトリウム排泄量を用いて，タンパク質や食塩の摂取量を推定する計算式がすでに普及しており[11, 12]，臨床現場における栄養指導で有効に活用されている。

これまでリンの吸収率はおよそ60～80％とされている（図7－2）[13, 14]。筆者らは，若年健常者を対象に，食事記録と24時間蓄尿を同時に実施させ，タンパク質摂取量およびリン摂取量について，食事記録からの算出値（DR）と尿

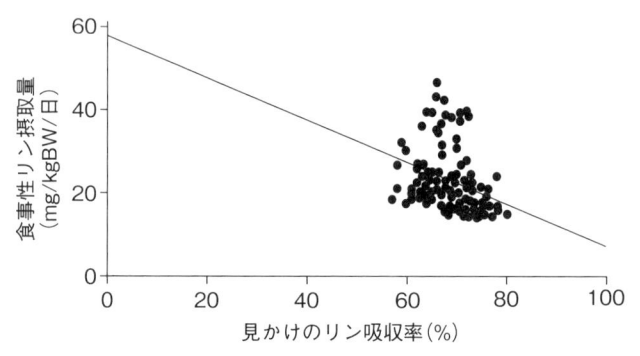

図7-2　日本人若年成人における食事性リン摂取量と見かけのリン吸収率の関係[14]
$r^2 = 0.109$（n=97），$p<0.01$

中排泄量からの推定値（UC）の比較を行った（図7-3）[15]。その結果，タンパク質，リンともにDRとUCの間に相関関係が見られたものの，平均値はいずれもDRがUCに比して高値を示した。また，DRとUC間におけるリンの誤差は，

タンパク質

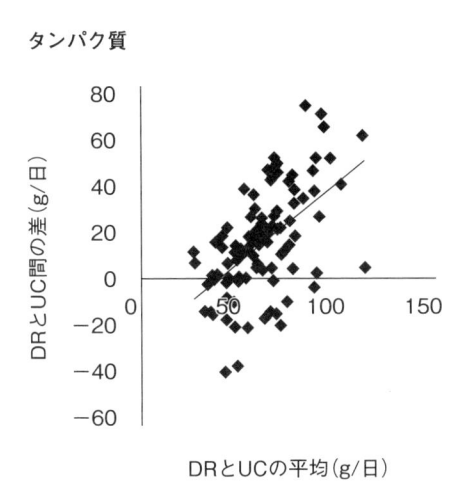

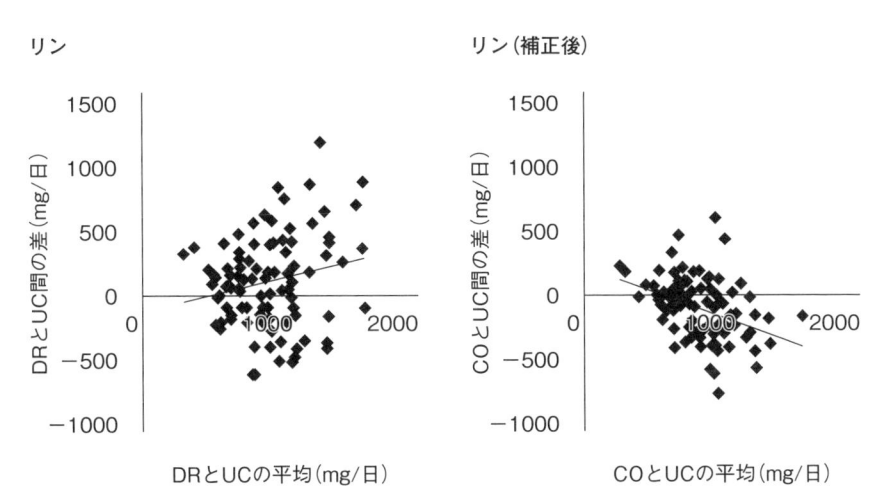

リン　　　　　　　　　　　　　　　**リン（補正後）**

図7-3　食事記録（DR）と24時間蓄尿法（UC）の間に生じた誤差におけるBland-Altman plot解析による分析[15]

CO：食事記録におけるリンに及ぼすタンパク質による誤差の影響を除外（補正）した数値
CO = DR − Pi × UC − Protein/DR − Protein

DRとUC間におけるタンパク質の誤差が影響していることを明らかにした。そこで2つの測定法による差を精査するためにBland-Altman plot解析を行ったところ，タンパク質およびリンはそれぞれ2手法間に加算誤差および比例誤差を有していた。また，DRにおけるリンについて，タンパク質の誤差による影響を除外（補正）したところ，DR-UC間の誤差は小さくなったが，完全な一致を示さなかった。つまり，DRとUC間におけるリンの誤差には，タンパク質以外の要因が存在すると考えられる。さらに，リン・タンパク質比はDRに比してUCで有意に高値を示したことより，24時間蓄尿法では食事記録では把握が困難な食品添加物由来のリン摂取量を考慮できる可能性が示唆された。さらに，健常な若年男性を対象として，規定食の負荷試験を行い，24時間蓄尿法の妥当性について評価を行った結果，リン吸収率には個人差が見られ，平均75%であった。リン吸収率の平均値に基づいて算出したリン摂取量と規定食中のリン含有量との間に誤差が生じたため，重回帰分析を行ったところ，尿素窒素がこの誤差に影響している可能性が示唆された（投稿準備中）。したがって，リン出納を評価する上で，腎機能がある程度正常であれば，24時間蓄尿法を用いることで，リン摂取量を推定することが可能であり，臨床現場においても有用な手法であると考えられる。

5．リン吸収に影響を及ぼす因子について

　他の栄養素との相互作用により，リンの吸収率が影響を受けることも考えられる。血中カルシウム濃度を制御する臓器はリンと共通であるため，これらの代謝調節因子による作用は密接に関与している。維持透析患者を対象とした研究において，カルシウム摂取量が多いほどリンの吸収率が低くなることが報告されており[16]，リンはカルシウムとのバランスにより吸収率が変動すると考えられる。

　さらに，リンは種類や供給源によって吸収率が異なる可能性が示唆されている[17, 18]。リンは，主に自然界の食品中に含まれ，タンパク質をはじめとした

有機物と結合している有機リンと，加工食品中に食品添加物として含まれている無機リンの2種類に大別され，無機リンは有機リンに比して吸収率が高いと報告されている[19]。また，自然界の食品であっても，動物性と植物性ではリンの吸収率が異なる可能性が示唆されており，慢性腎不全患者において動物性タンパク質摂取群と植物性タンパク質摂取群に分けて血中リン濃度の変化を比較したところ，植物性タンパク質摂取群において有意に血中リン濃度が低下したと報告されている[17]。さらに，健常者を対象にリンの供給源を動物性，植物性（有機リン）およびサプリメント（無機リン）を用いて生体に及ぼす影響を比較した研究において，動物性およびサプリメント由来のリンは，植物性由来のリンに比して血中リン濃度および尿中リン排泄量を有意に上昇させたとの報告がある[18]。植物性食品中に含まれるリンの多くはフィチン酸の構成成分として存在し，ヒトはフィチン酸からリンを分解する酵素（フィターゼ）を有さないため，吸収効率は低いと考えられている。

6．透析時のリン管理の重要性について

腎機能が廃絶した透析患者は，リンが体内に蓄積し，高リン血症を伴いやすい。現在，生体におけるリンの蓄積を抑制するために，透析療法やリン吸着剤の服用，食事からの摂取制限が行われている[20,21]。しかし，透析療法で除去することのできるリンの量には限界があることや，リン吸着剤の服用により便秘や高カルシウム血症等の副作用が生じること，さらに様々な治療法を組み合わせることに伴い医療費がかさむこと等が問題となっている[22]。したがって，食事からのリン摂取制限が重要となる。

リン摂取量はタンパク質摂取量と相関があると報告されており[2]，慢性腎臓病（CKD）診療ガイドラインにおいても「タンパク質が制限されていれば，リン摂取量も同時に制限される」と記載されている。しかし，透析患者においては，透析液中にタンパク質が流出することや，代謝変化に伴い異化が亢進することから，タンパク質摂取推奨量は健常者と同等に定められている。リンの

摂取量を減らす目的で，高タンパク質食品の摂取を厳しく制限することは，タンパク質やエネルギーの摂取不足につながり，タンパク・エネルギー栄養障害（protein-energy malnutrition：PEM）に陥る危険性がある[23, 24]。このように透析患者は，十分な量のタンパク質を摂取し，かつリンの摂取を制限するという，極めて難しい食事療法を守らなければならない。しかしながら，現在のところ，リンの低減方法は具体的に明言されておらず，栄養士が患者に対し，リンの摂取制限に関して十分に指導できていない現状にある。また，透析患者のリンに対する知識はタンパク質や食塩，カリウム等と比べ，乏しいという調査報告もある[25]。

7．食品中のリン低減効果について

食事由来のリンを低減させる方法は2つあり，リン含有量の少ない食品を選択する方法と，調理操作によってリンを低減させる方法がある。なかでも，食品の調理操作としての加熱調理は，食品に熱を加えることによって構造を破壊させるため，リン低減に効果があると期待されるが，同時に，タンパク質等を含む重要な栄養素の損失を伴う可能性がある。加熱調理の中でも茹で調理は，家庭でも食品中のミネラルを除去することのできる安全な方法であることや，患者の日常生活に取り入れやすいといった利点がある。さらに，茹で調理は焼き調理に比して食品中における微量元素の低減効果が高いと報告されている[26]。しかし，茹で調理をはじめとした調理操作によるリン低減効果を検討した報告は少なく（表7-1）[3, 27, 28]，詳細な条件での検討は十分には行われていない。日本人は諸外国に比べ極めて多様な調理法を有しており，「下茹で」という工程1つにおいても食材の特性に応じて，茹で水に酢や重曹を添加するなどの工夫を凝らしている。これらの調理法は，食品中に含まれる栄養素の流出に影響を及ぼす可能性があるが十分に精査されていない。

筆者らの研究においても，加熱前後における肉中のリン含有量の測定および保持率を算出した結果，茹で調理によって食肉中のリン含有量を有意に低減で

表7-1 茹で調理に対する食品中のリンおよびタンパク質の低減効果[3]

	茹で時間			
	0分(生)	10分後	20分後	30分後
牛肉				
茹で調理後のタンパク質保持率(%)		91.3± 7.3	87.1±13.4	87.4±10.0
茹で調理後のリン保持率(%)		72.3±19.7	46.2±14.1*	41.9±13.3*
リン/タンパク質比(mg P/g protein)	9.8±3.4	7.8± 3.4	4.8± 0.8#	4.3± 0.4#
鶏胸肉				
茹で調理後のタンパク質保持率(%)		90.5± 6.3	82.7± 4.7	81.6± 3.9
茹で調理後のリン保持率(%)		78.5± 7.6	69.0± 4.6*	62.9± 6.1*
リン/タンパク質比(mg P/g protein)	12.3±0.7	10.6± 0.9#	10.3± 1.2#	9.5± 1.2#

*$p<0.05$ vs タンパク質保持率，#$p<0.05$ vs 生

きることを確認した。茹で調理は食品中のミネラルの溶解度を変化させることや，構造を破壊すること等により，食品中に含まれる栄養素の利用効率を変化させることができる。また，茹で調理は細胞内・外およびリン脂質に存在するリンの茹で水中への排出を促進させる[3]。茹で調理によって食肉中のリンは50%程度低減するが，タンパク質の損失は数%と，ごくわずかであり，リン/タンパク質比は有意に低下する。リン/タンパク質比は自然界の食品においておよそ15となり[2]，高値を示すほどタンパク質あたりのリン含有量が多いことを意味する。この指標は，食品中のタンパク質含有量やサービングサイズが異なる食品を比較できることや，CKD患者の食事管理において重要なリンとタンパク質の両方に注目することができること等の利点がある。また，食品添加物としてリンを多量に含む食品など，高リンかつ低タンパク質含有食品はリン/タンパク質比が高値を示すため，透析患者が避けるべき食品として注意を促すことができ，透析患者の食事を考える上で，非常に有効な指標である[23]。このことは，透析患者の食習慣やライフスタイルを大きく変化させることなく，リン摂取量の低減が期待できることから，患者の負担が少ないと考えられる。また，タンパク質摂取量は変えず，食事の一部を高タンパク質かつ低リン含有食品に置き換えることで，血清リン濃度および血清副甲状腺ホルモン（PTH）濃度が有意に低下したとの報告[29]や，栄養状態の改善がみられたとの報告がある[30]。

したがって，茹で調理は，透析患者における高リン摂取や二次性副甲状腺機能亢進症の抑制に適した調理法であるといえる。

8．おわりに

　リン出納および食品中のリン低減効果にについて概説した。リン吸収率は生体の調節因子，食品の種類や供給源によっても異なる。さらに，食品添加物など不明な部分も多く残されているため，さらなる研究成果が望まれる。一方，リン出納を把握する上で，24時間蓄尿法から推定したリン摂取量の評価は，タンパク摂取や塩分摂取と同様に有用なツールである可能性が示唆される。今後，吸収率に影響する交絡因子の同定をはじめ，より精度の高い推定式の構築に期待を寄せたい。

　また，茹で調理による詳細なリン低減のメカニズムを明らかにすることが可能になれば，より効果的にリンを低減することのできる手法の解明につながる可能性がある。調理操作による食品中のリン低減効果についての研究は少ないため，様々な条件で調理した際のデータを集約することによって，透析患者に対して，より具体的なリン低減方法を提示することができると期待される。

文　献

1 ）Tonelli M., Pannu N., Manns B. : Oral phosphate binders in patients with kidney failure. N Engl J Med 2010；362；1312－1324.
2 ）Boaz M., Smetana S. : Regression equation predicts dietary phosphorus intake from estimate of dietary protein intake. J Am Diet Assoc 1996；96；1268－1270.
3 ）Cupisti A., Comar F., Benini O. et al : Effect of boiling on dietary phosphate and nitrogen intake. J Ren Nutr；2006；16；36－40.
4 ）厚生労働省：平成20年国民健康・栄養調査報告．2011.
5 ）Sullivan C.M., Leon J.B., Sehgal A.R. : Phosphorus-containing food additives and the accuracy of nutrient databases：implications for renal patients. J Ren Nutr 2007；17；350－354.

6) Benini O., D'Alessandro C., Gianfaldoni D. et al：Extra-phosphate load from food additives in commonly eaten foods：A real and insidious danger for renal patients. J Ren Nutr 2011；21；303−308.
7) Karalis M., Murphy-Gutekunst L.：Patient education. Enhanced foods：hidden phosphorus and sodium in foods commonly eaten. J Ren Nutr 2006；16；79−81.
8) 厚生労働省：「日本人の食事摂取基準」策定検討会報告書：日本人の食事摂取基準2010年版．多量ミネラル．リン，第一出版，2009, p201−203.
9) Okubo H., Sasaki S.：Underreporting of energy intake among Japanese women aged 18-20 years and its association with reported nutrient and food group intakes. Public Health Nutr 2004；7；911−917.
10) Bokhof B., Günther A.L., Berg-Beckhoff G. et al：Validation of protein intake assessed from weighed dietary records against protein estimated from 24 h urine samples in children, adolescents and young adults participating in the Dortmund Nutritional and Longitudinally Designed（DONALD）Study. Public Health Nutr 2010；13；826−834.
11) Maroni B.J., Steinman T.I., Mitch W.E.：A method for estimating nitrogen intake of patients with chronic renal failure. Kidney Int 1985；27；58−65.
12) Arcand J., Floras J.S., Azevedo E. et al：Evaluation of 2 methods for sodium intake assessment in cardiac patients with and without heart failure：the confounding effect of loop diuretics. Am J Clin Nutr 2011；93；535−541.
13) Anderson J.J.B.：Nutritional biochemistry of calcium and phosphorus. J Nutr Biochem 1991；2；300−309.
14) Nishimuta M., Kodama N., Morikuni E. et al：Blances of calcium, magnesium and phosphorus in Japanese young adults. J Nutr Sci Vitaminol（Tokyo）2004；50；19−25.
15) Morimoto Y., Sakuma M., Ohta H. et al：Estimate of dietary phosphorus intake using 24 hour urine collection. J Clin Biochem Nutr 2014（in press）.
16) Heaney R.P., Nordin B.E.：Calcium effects on phosphorus absorption：Implications for the prevention and co-therapy of osteoporosis. J Am Coll Nutr 2002；21；239−244.
17) Moe S.M., Zidehsarai M.P., Chambers M.A. et al：Vegetarian compared with meat dietary protein source and phosphorus homeostasis in chronic kidney disease. Clin J Am Soc Nephrol 2011；6；257−264.
18) Karp H.J., Vaihia K.P., Kärkkäinen M.U. et al：Acute effects of different phosphorus sources on calcium and bone metabolism in young women：a whole-foods approach. Calcif Tissue Int 2007；80；251−258.

19) Uribarri J., Calvo M.S.：Hidden sources of phosphorus in the typical American diet：Does it matter in nephrology? Semin Dial 2003；16；186-188.
20) Rufino M., de Bonis E., Martín M. et al：Is it possible to control hyperphosphataemia with diet, without inducing protein malnutrition? Nephrol Dial Transplant 1998；13 Suppl 3；65-67.
21) Locatelli F., Cannata-Andia J.B., Drüeke T.B. et al：Management of disturbances of calcium and phosphate metabolism in chronic renal insufficiency, with emphasis on the control of hyperphosphataemia, Nephrol Dial Transplant 2002；17；723-731.
22) Ashurst Ide B., Dobbie H.：A randomized controlled trial of an educational intervention to improve phosphate levels in hemodialysis patients. J Ren Nutr 2003；13；267-274.
23) Shinaberger C.S., Greenland S., Kopple J.D. et al：Is controlling phosphorus by decreasing dietary protein intake beneficial or harmful in persons with chronic kidney disease? Am J Clin Nutr 2008；88；1511-1518.
24) Noori N., Sims J.J., Kopple J.D. et al：Organic and inorganic dietary phosphorus and its management in chronic kidney disease. Iran J Kidney Dis 2010；4；89-100.
25) Pollock J.B., Jaffery J.B.：Knowledge of phosphorus compared with other nutrients in maintenance dialysis patients. J Ren Nutr 2007；17；323-328.
26) Severi S., Bedogni G., Manzieri A.M. et al：Effects of cooking and storage methods on the micronutrient content of foods. Eur J Cancer Prev 1997；6 Suppl 1；S21-S24.
27) Gerber N., Scheeder M.R., Wenk C.：The influence of cooking and fat trimming on the actual nutrient intake from meat. Meat Sci 2009；81；148-154.
28) Kimura M., Itokawa Y.：Cooking losses of minerals in foods and its nutritional significance. J Nutr Sci Vitaminol (Tokyo) 1990；36 Suppl 1；S25 - S32； discussion S33.
29) Guida B., Piccoli A., Trio R. et al：Dietary phosphate restriction in dialysis patients：a new approach for the treatment of hyperphosphataemia. Nutr Metab Cardiovasc Dis 2011；21；879-884.
30) Fouque D., McKenzie J., de Mutsert R. et al：Use of a renal-specific oral supplement by haemodialysis patients with low protein intake does not increase the need for phosphate binders and may prevent a decline in nutritional status and quality of life. Nephrol Dial Transplant 2008；23；2902-2910.

# 第3編
リンと老化制御：疾患との関わり

第8章　リン摂取と老化制御
　　　　　　　　　……………………伊藤　美紀子

第9章　リン摂取と慢性腎臓病
　　　　　　　　　………濱田　康弘・安井　苑子

第10章　リン摂取と循環器疾患
　　　　　　　　　…………竹谷　豊・増田　真志

第11章　リン吸着剤の進歩
　　　　　　　　　………宮本　賢一・大西　律子

第8章　リン摂取と老化制御

伊藤美紀子[*]

1. はじめに

　生体においてリンは，カルシウムとともに骨の主要な構成成分であり，核酸（DNA），細胞膜などの構成成分，エネルギー代謝，糖代謝，脂肪代謝における構成成分など，多くの機能を持つ必須のミネラルである。血中リン濃度は，食事から摂取したリンを腸管から吸収，骨からの動員，腎臓からの再吸収・排泄によって一定の範囲に維持されているが，特に血中リン濃度を左右する因子は，腎臓におけるリンの再吸収・排泄と，食事からのリン摂取である。リン特異的調節ホルモンFGF23が発見されるまでは，リン調節因子としてはカルシウム調節に強く関与するビタミンD，副甲状腺ホルモン（PTH）が知られるのみであり，これらのことからリンの調節はカルシウム調節に付随して起こる二次的な調節機構であると考えられていた。しかしながら，FGF23/Klotho経路の発見により，生体内には血中リン濃度を積極的に調節する機構の存在が明らかとなり，さらに近年リン摂取と寿命との関連が明らかになることで注目を集めている。加えて，これらリンと寿命との関連は，腎機能低下した慢性腎臓病（chronic kidney disease：CKD）患者ではよく知られていたが，血中リン濃度が基準値内である健常者でも，正常高値のリンが心血管疾患などの老化・寿命と関連することが明らかとなってきた。

　2001年に老化促進マウスとして知られていたKlotho欠損マウスの主要な原因が，リン・カルシウム代謝異常であることが明らかとなってから，リン摂取と

---

[*]　兵庫県立大学環境人間学部食環境栄養課程

老化制御は密接に関連していることが次々と報告されてきた。すなわち，血中リン濃度が高値を示すほど寿命は短縮し，低値では寿命が延長する。これらの機構は，ヒトを含む種々の哺乳類で保存されている。本章では，リン代謝と寿命研究の進展を簡単に記した後，近年，明らかにされてきたリン摂取と寿命，老化制御について概説する。

2．リン代謝と寿命研究の始まり

(1) 老化促進Klothoマウスの発見

　Klotho遺伝子は，短命に加えヒトの老化症状によく似た皮膚の萎縮，脱毛，歩行異常，肺気腫，背骨湾曲，骨粗鬆症，動脈硬化，異所性石灰化などの多くの変異表現系を持つKlotho変異マウスから同定された[1]。Klotho変異マウスは，成長遅延，不妊性に加え，著しいカルシウム・リン代謝異常（高カルシウム血症，高リン血症，高ビタミンD血症）を呈することが特徴であった。これらのKlotho変異マウスに食餌性リンを制限して血中リン濃度を低値に維持すると，成長遅延や寿命が回復し，その他の老化症状も改善した。その後，Klothoトランスジェニックマウスでは血中リン濃度は低値を示し，ワイルドタイプに比して寿命が延長することが明らかとなった[2]。これらのことから，Klothoは長寿遺伝子，老化抑制遺伝子の一つであることが考えられ，リン代謝に大きく関わることが明らかとなった。Klotho遺伝子は主に腎臓の遠位尿細管で発現し，1回膜貫通型タンパク質をコードしているが，その機能に関しては長く不明であった。FGF23ノックアウトマウスの解析から，Klothoはリン代謝において重要な役割を担う分子であることが明らかとなった。

(2) リン利尿ホルモンFGF23との関わり

　FGF23は繊維芽細胞成長因子（fibroblast growth factor：FGF）ファミリーの一つであり，常染色体優性低リン血症性くる病，腫瘍性骨軟化症などの低リ

ン血症の病態解析から同定された[3,4]。FGF23は骨細胞から分泌される液性因子であり，腎近位尿細管に発現するⅡa型およびⅡc型ナトリウム依存性リン酸トランスポーター（Npt2a, Npt2c）に作用してリンの再吸収抑制，ならびに活性型ビタミンDを抑制することで，リン利尿を促進するホルモンとして作用する[4-6]。

FGF23の遺伝子欠損マウスの解析では，FGF23の生理作用が抑制されるため，血中リンおよび活性型ビタミンDの上昇が認められた。しかしながら，FGF23欠損マウスの表現型はこれだけでなく，寿命短縮，成長障害，異所性石灰化，皮膚の萎縮などの早期老化症状を示し，Klotho欠損マウスの表現系と非常に似ていることから強い関与が示唆されていた。その後の解析から，KlothoタンパクはFGF受容体1（FGFR1）と複合体を形成し，FGF23の高親和性共受容体としてリン利尿に作用することが明らかとなった[7,8]。さらにKlothoは腎臓以外にも副甲状腺や下垂体など限局した組織に発現していることから，FGF23の臓器特異性を調節していると考えられる[8]。

また，活性型ビタミンDは小腸におけるリンとカルシウムの吸収を促進する作用を示し，血中のリン，カルシウム，活性型ビタミンDが上昇することから，Klotho欠損マウス，FGF23欠損マウスに見られた共通の老化促進症状は，ミネラル代謝異常の二次的な結果であることが考えられた。しかしながら，その後のFGF23欠損マウスの研究[9,10]ならびに，マウスにおけるリン再吸収の中心的な分子であるNpt2a遺伝子を破壊したKlotho欠損マウス（Klotho/Npt2aダブルノックアウトマウス）の研究[11]から，血中カルシウムと活性型ビタミンD濃度が上昇したままでも血中リン濃度を低下させると早期老化症状が消失したことから，リンの蓄積が早期老化症状の発症に必須であることが明らかになった。

（3） 生物における血中リン濃度と寿命との関連

前述したように，高リン血症を示すKlotho欠損マウスは短命である一方，Klotho過剰発現マウスでは，血中リン濃度は低値を示し寿命は延長する。これ

らのことから，マウスでは血中リン濃度が寿命と関係することが明らかとなった．また，ヒトにおいても多くの疫学研究から，高リン血症は死亡リスクとなることが報告されている．

多種の哺乳類動物においても，血清リン濃度が高い動物ほど寿命が短いことが示されている（図8-1）[12]．寿命と血中リン濃度には，非常にきれいな逆相関関係（$R^2=0.8942$）がある．一方，種々の状況においてリンと同時に変動することが知られているカルシウムには全くその関係性は認められない．また，ヒトにおいても長寿者の血中リン濃度は低く，血中リン濃度が正常範囲であっても低値の方が長寿であることが明らかとなっている．これまでに種々の動物において，動物の重量（体重）が軽い動物ほど，また1分あたりの心拍数や呼吸数が多い動物ほど短命であることが示されてきたが，このように，血中リン濃度と寿命の関係が広範囲な生物で見られることは大変興味深い．

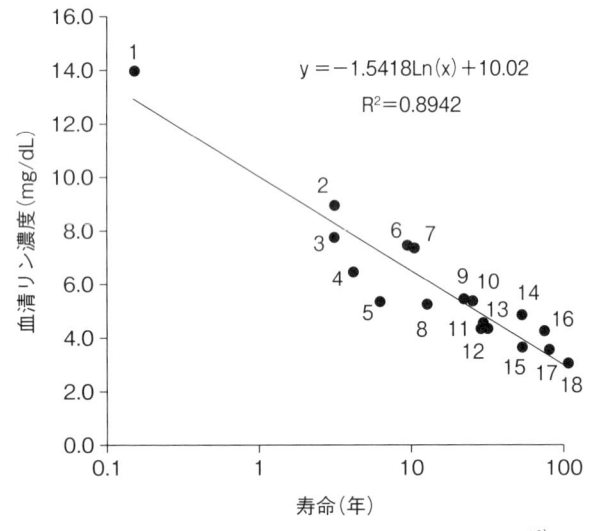

図8-1　哺乳動物における血清リン濃度と寿命[12]

1. Klotho(-/-)マウス，2. マウス，3. ラット，4. ハムスター，5. スナネズミ，6. ヌートリア，7. ウサギ，8. モルモット，9. ブタ，10. リス，11. ヤマアラシ，12. ハダカデバネズミ，13. オオコウモリ，14. クマ，15. サイ，16. ゾウ，17. ヒト，18. ヒト（100歳以上の長寿者）

グラフ中の式: $y = -1.5418\mathrm{Ln}(x) + 10.02$，$R^2 = 0.8942$

3. ヒトにおける血中リン濃度と寿命

　ヒトにおける高リン血症の主要な要因としてはCKDの頻度が最も高く，腎機能の低下に伴って血清リン濃度が上昇し，心血管疾患や死亡のリスクが急激に高まることが多くの疫学研究から報告されている。健常時，血中リン濃度が正常や高値においては腸管からのリン吸収は低下し，過剰なリンは腎臓から排泄されることから，血中リン濃度は狭い範囲（2.5～4.5mg/dL）で維持することが可能である。腎機能が正常な場合のリン過剰摂取の古典的な影響としては，カルシウムの吸収障害による骨への影響，ならびに副甲状腺ホルモン（PTH）レベルの上昇が知られているだけで，大きな影響はないとされていた。一方，腎機能が低下したCKD患者では，腎からの排泄が低下するためにリンが蓄積し，高リン血症，二次性副甲状腺機能亢進症，血管石灰化，骨粗鬆症，骨格筋・皮膚の萎縮，心肥大などとの関連が多数報告されている。これらの現象は，Klotho，FGF23欠損マウスなどに見られた老化様症状と似ており，ヒトにおいても腎機能低下者は早期老化症状を示すといえる。高リン血症はCKD患者において，心血管疾患や生命予後を規定する独立した危険因子であり[13]，ヒトにおいてもリンと老化ならびに寿命は関連していることが考えられる。

　腎機能は他の臓器がたどる老化現象と同様に，加齢とともに徐々に低下する。よって，CKD患者は高齢化人口の増加ならびに，糖尿病の増加に伴う糖尿病性腎症の増加により，年々増加している。日本人において糸球体濾過量（glomerular filtration rate；GFR）が60未満のCKDステージG3a以降の者は1,926万人と推定され，成人人口の18.7％を占めることから国民病ともいえる疾患となっている[14]。CKD患者の増加に伴い，慢性腎不全末期に導入される人工血液透析患者は年々増加の一途をたどり，2012年末には309,946人を数えている[15]。透析患者の死亡原因は，感染症（20.3％）も主な原因であるが，心不全（27.2％），脳血管障害（7.5％），心筋梗塞（4.5％）といった心血管病変が約40％を占めており，これは健常人の死因と比較すると10～20倍の高値とされ

る。これらのことから，腎機能破綻者の死亡原因は腎不全そのものではなく，合併症ともいえる心血管疾患が透析患者の生命予後を規定していることがわかる。

　心血管疾患の発症頻度が上昇する理由としては，高血圧，脂質代謝異常，二次性副甲状腺機能亢進症など，いくつかの要因が考えられているが，その中で主な要因としてあげられるのが高リン血症である。透析患者では，腎機能低下によりリン排泄能が廃絶しているのに加え，透析では血液中から余分なリンを完全に除去できないことから高リン血症が容易に生じる。透析導入時における血清リン値が高値になるほど死亡のリスクが上昇することは古くから知られていた（図8-2）[16]。これには，高リン血症によって惹起される血管石灰化とそれに続いて起こる心血管イベントの影響が大きい。血清リン濃度が高いほど石灰化部位数が増加し，またその石灰化部位が多いほど生命予後が悪い[17,18]。その後の多くの研究から血清リン値は，CKDの進展とうっ血性心不全・心筋梗塞の発症リスク，冠動脈疾患の重症度の相対リスクを上昇させ，1 mg/dL血中リン濃度が上昇するごとに，死亡率が23％増加することが示されている（図8-3）[13]。このようにCKDに関する骨・ミネラル代謝異常（CKD-MBD）が新たなリスク因子として同定され，わが国の透析患者を対象とした疫学研究においても，カルシウムやPTHに比して，血中リン濃度が最も強く生命予後に影響を与える因子として規定しており，「慢性腎臓病に伴う骨・ミネラル代謝異常の診療ガイドライン」では，リンのコントロールを優先するよう記載されている。

　CKD患者における血管石灰化は特徴的であり，メンケベルグ型中膜石灰化硬化症を示す。血管中膜の石灰化により血管壁の弾力性が減少し，様々な心血管イベントが惹起される。ヒト血管平滑筋細胞を用いた研究では，細胞外リン濃度の上昇によりⅢ型ナトリウム依存性リン酸トランスポーター（Pit-1）を介してリンの細胞内濃度が上昇する。細胞内のリン濃度が上昇すると，アポトーシスや骨・軟骨形成細胞の遺伝子の発現が上昇し，血管平滑筋細胞が骨芽細胞様細胞へ形質転換誘導され石灰化が進行することが示されている[19]。しかし

ながら，腎機能低下時において，血清リン濃度が基準値を超えて高値を示すのは，CKD後期（ステージG4以降）であることが多いが，心血管疾患はステージG2（2.11％），G3a（11.29％），G3b（21.80％）のような早期の段階から観察され，ステージG5の透析導入時には，すでに約40％（36.60％）のCKD

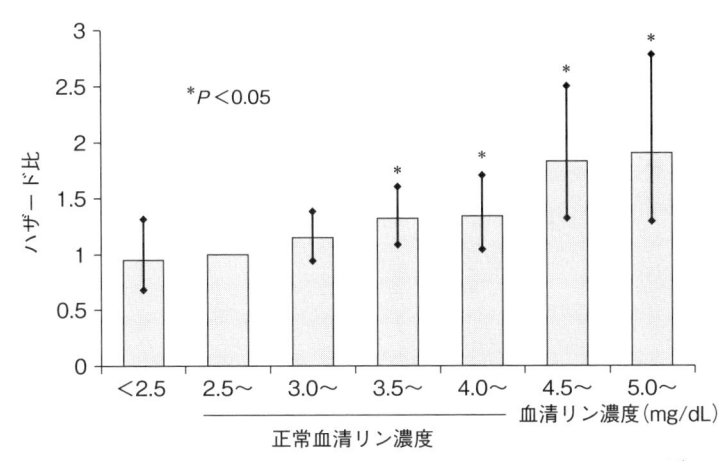

図8-2　CKD患者（透析導入前）の血清リン濃度と生命予後[16]

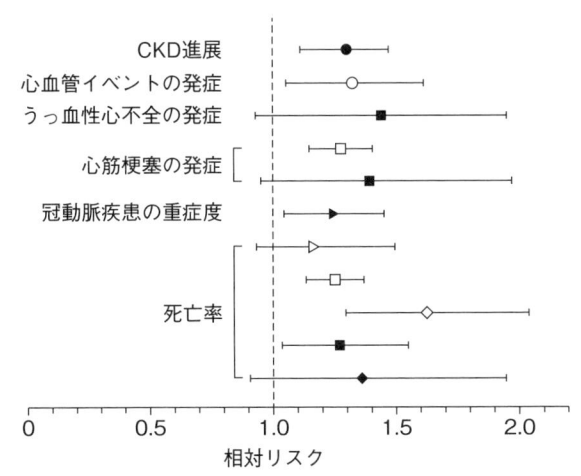

図8-3　血清リン高値とCKD進展，心血管イベントの発症と死亡率[13]
血清リン値1mg/dL増加ごとの相対リスクを示したシステマティックレビュー

患者において心血管疾患が存在する（図8-4）[20]。これらのすべてを説明するには未だ不明な点も多いが，血管壁に対するリンの直接的な毒性が関与することが報告されている[21]。

リン負荷により血管内皮細胞に対し，酸化ストレスの増大と一酸化窒素（NO）産生の低下を招くことが考えられている。NOは血管内皮から放出される血管拡張物質であり，血管内皮機能が低下するとNOの放出が低下し，動脈硬化などの血管障害が生じる。健常男性を対象に，リンを400mg（カルシウム200mg）または1,200mg/日（同200mg）を負荷した食事を用いた二重盲検化クロスオーバー試験により，血清リン濃度ならびに血管内皮機能を検討した[22, 23]。その結果，どちらも2時間後に血中リン濃度が上昇し，食後6時間まで持続する。1,200mg摂取群での血中リン濃度のピーク値は正常範囲を超え，ヒトへの食事によりリン負荷は食後の血中リン濃度上昇を引き起こした。また，NO産生の低下によって内皮細胞依存的な血管拡張を阻害することを示した。このように，健常人においても，短期間の高リン負荷が内皮機能に影響を与えることを示した。ヒトの血中リン濃度には日内変動があり，この幅は食事性リン摂取量の影響を強く受けることも明らかとなっていることから[24]，これら短期的な内皮への影響が蓄積して血管にダメージを与える可能性が考えられる。

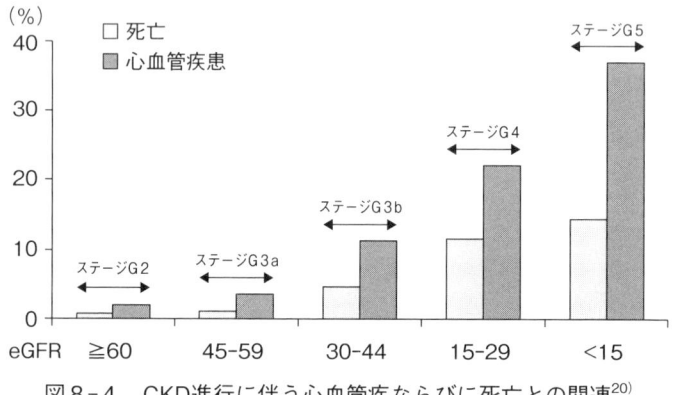

図8-4　CKD進行に伴う心血管疾ならびに死亡との関連[20]

4．CKD進行とリン代謝調節因子の変動

　CKDがかなり進行したCKD後期になって初めて高リン血症が顕在化するメカニズムとしては，多くのリン代謝調節因子が関与して血中リン濃度上昇を抑制しているためである（図8-5）。すなわち，腎機能低下により高リン血症を呈する以前から生体内ではリン代謝異常が生じていると考えられるが，Klotho，FGF23，PTH，$1,25(OH)_2D$などリン調節ホルモンが作用する代替機構が機能することで血中リン濃度を正常に維持していることがわかってきた[25]。腎機能が低下して血中リン濃度の上昇が開始されると，FGF23分泌が亢進して尿中へのリン排泄を促進することで血中リン濃度を正常に維持する。血中FGF23の上昇は，CKD早期のステージG2ごろから上昇が観察される。ま

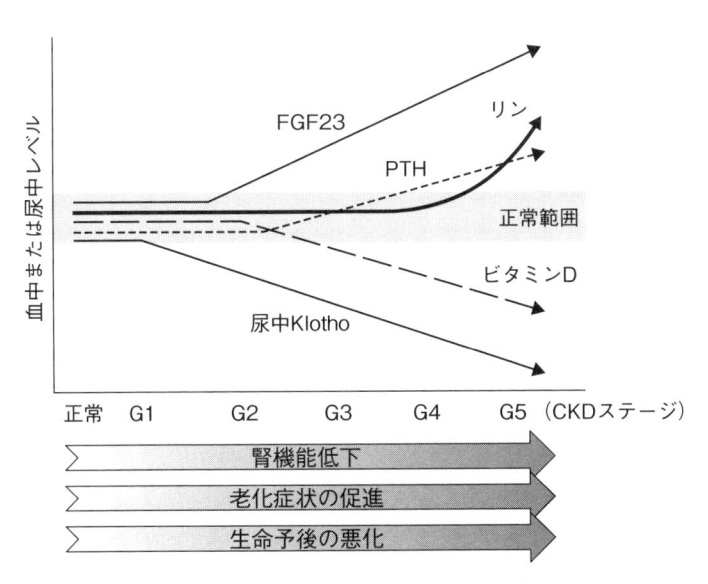

図8-5　CKD進行とリン代謝調節因子の変動

CKD進行に伴うリン代謝調節因子の変動を模式的に示した。血中リン濃度が上昇しないCKD早期から，尿中Klothoの低下，血中FGF23の上昇がみられ，続いてビタミンDの低下，PTHの上昇が観察される。これらリン調節ホルモンにより血中リン濃度上昇は抑制されるが，その機構が破綻したCKD後期から高リン血症を示す。

た，1,25(OH)$_2$Dの低下により，腸管からのリン吸収を低下させる。さらにFGF23は1,25(OH)$_2$Dの低下を介してPTH分泌を促進し，腎臓からのリン排泄を促進することによって，血中リン濃度の上昇を抑制している。よって，これらの代償機構が破綻したCKD後期になって初めて，血中リン濃度は増加をきたすと考えられる。また，FGF23の上昇は，PTH上昇より早期に見られることから，FGF23がCKDミネラル代謝異常の主因となっていることが明らかとなった。

さらに，近年，腎機能が正常時であっても，血清リン濃度が心血管疾患発症リスクと関連することが報告されている[26]。Tonelliらは，Cholesterol And Recurrent Events (CARE) studyから，腎機能は正常で血清リン濃度も基準値内である心筋梗塞既往者4,127人を対象にした事後解析を行った。60ヶ月フォローアップを行い，その間に375名の参加者が死亡した。血清リン濃度2.5〜3.4mg/dL群（3.1±0.3mg/dL）の対象者に比して，≦4mg（4.2±0.4mg/dL）群では，死亡率のハザード比1.32，心血管死または非致死性心筋梗塞のハザード比1.32，致死的または非致死的心筋梗塞のハザード比1.5，心不全のハザード比は1.43に高まることを明らかにした。これらの結果は，腎機能が正常でも血清リン濃度が高値であるほど心血管疾患リスクが高まることを示しており，腎機能低下とは独立して血清リン高値が全死亡の増加や心血管疾患のリスク因子であると考えられる。

腎機能の低下に伴ってFGF23は増加し，腎機能が完全に破綻した透析患者における血中FGF23濃度は，正常時の1,000倍を超えるような異常高値を示す例も報告されている[27]。透析患者において血中FGF23濃度は生命予後と関連することが報告され，その後，CRIC (Chronic Renal Insufficiency Cohort) 研究から，血中FGF23濃度の上昇は保存期CKDにおいても生命予後を悪化させることが確認された[28]。また，そのハザード比は腎機能に関わらず，ほぼ一定であった。

また，最近，FGF23がKlotho非依存的に心肥大を起こすことが報告された[29,30]。透析患者において血清FGF23レベルは，人種，高血圧などの他のリ

スクとは独立して左心室肥大と正の相関を示す。FGF23の直接的な標的臓器はKlotho発現が観察される腎臓，副甲状腺，下垂体のみと考えられていたが，FGF23がKlothoに非依存的に左心室筋重量を増大させ心肥大を誘導することが*in vitro, in vivo*の研究において示された。FGF23はリン代謝調節因子としてだけではなく，FGF23の過剰状態が直接心血管疾患のリスクを高めることが明らかとなった。

　Klothoは膜型タンパク質としてFGF23シグナルを細胞内に伝える作用に加え，酵素により細胞外ドメインが切断されて分泌型Klothoとして血液，尿，脳脊髄液中に存在することが知られている[31]。FGF23ノックアウトマウスに分泌型Klothoを静脈投与するとリン利尿を示すことから，分泌型KlothoはFGF23と独立してリン利尿効果を示し，その際には近位尿細管におけるNpt2aの不活性化を介する[32]。また，分泌型Klothoはカルシウムおよびカリウムイオンチャネルに作用し，再吸収や尿への排出を調節して骨代謝にも関与する[33]。FGF23シグナルに直接関与する腎蔵における膜型Klothoの発現量を観察することは困難であるが，血中に分泌された分泌型Klothoの測定や，尿中Klothoの測定は可能である。血中の分泌型Klothoに関しては，健常人では血清リン値と正の相関，FGF23と負の相関との報告があるが[34,35]，低リン血症を呈するX連鎖性低リン血症性くる病（XLH）では，血中分泌型Klotho濃度と血中リン濃度には関連性が認められず，その関連性は強くないと思われる。また，腎機能低下と血中Klothoの関係については，透析患者では腎臓でのKlotho mRNAが減少しているとの報告や保存期のCKD患者でeGFRと血中Klothoとの相関が認められるなどの報告があるが未だ不明である。一方，興味深いことに尿中の分泌型Klothoは，CKD早期ステージG1～G2から著明に低下しており，腎機能低下に伴ってその低下が進行することが報告された[36]。透析患者では健常人の5～15％まで低下していることが知られている。これらの減少は，血中の分泌型KlothoやFGF23が上昇する以前に観察されており，早期のCKDを同定するバイオマーカーとしての可能性も示唆される。尿中の分泌型Klothoの低下を引き起こすメカニズムが，リン利尿の低下やカルシウム吸収の低下を介して，リン代謝異常，骨代謝異常を引き起こし寿命・老化の進行に関与している可能性が考えられる。

5. 食餌性リンと寿命

　リンは生体内では合成できないため，食事からの摂取が唯一の供給源である。では，食餌（食事）性のリンは寿命に影響を及ぼすのだろうか。寿命研究には，寿命が短く大量飼育や遺伝子操作の容易な酵母や線虫，ショウジョウバエなどがよく用いられ，多くの寿命遺伝子や寿命制御機構が明らかとなってきた。これら下等生物で明らかにされた遺伝子，機構は幅広い種にて保存されており，ヒトにおいても多くが共通することが示されている。筆者らはショウジョウバエを用いて食餌性リンと寿命との関連を検討した（未発表データ）。低リン食（0.02％），コントロール食（0.10％），高リン食（0.2％）を自由摂食で飼育し，中央寿命と最大寿命を検討した。その結果，摂食量・体重には有意な差はなかったが，低リン食の最大寿命はコントロール食に比して15％延長し，高リン食では11％の短縮が認められた。ショウジョウバエにおけるリン代謝は不明な点が多いが，リンは生命維持において基本的な役割をしていることから，食餌中のリンが寿命に関連していると推測している。

　さらに，高リン血症を呈し早期老化様症状を示すKlotho欠損マウス，FGF23欠損マウスに低リン食を負荷すると，血中リン濃度の低下と早期老化様症状が改善することは前述の通りである。また，OhnishiらはKlotho/Npt2aダブルノックアウトマウスを用いて，高リン食と寿命との関連を明らかにした[11]。Klothoノックアウトマウスは，高リン血症を示し寿命は短縮するのに対し，Klotho/Npt2aダブルノックアウトマウスでは，血中リン濃度は正常に回復し早期老化様症状は改善する。これは血清ビタミンD濃度やカルシウム値はKlotho欠損マウスよりむしろ上昇していたことから，血清リン濃度を下げることが早期老化様症状の改善につながることを示している。さらに，Klotho/Npt2aダブルノックアウトマウスに高リン食を負荷すると，高リン血症を発症するとともに早期老化様症状の再現も確認された。これらのことより，食餌性のリンが血中リン濃度を変化させ，早期老化様症状や寿命に関連することが示されている（図8-6）。

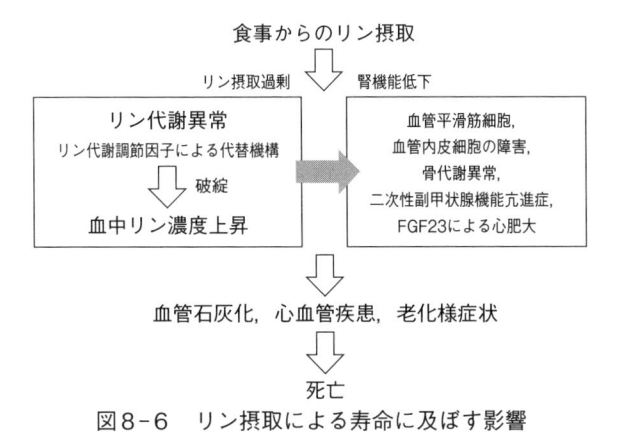

図8-6 リン摂取による寿命に及ぼす影響

リン摂取過剰や腎機能の低下によりリン代謝異常が生じ，FGF23などのリン調節因子による代替機能が破綻すると，血管細胞の障害や骨代謝異常が生じ，上昇したFGF23による心肥大などを介して心血管疾患や老化様症状を呈するようになると考えられる。これにより死亡のリスクが増加する。

6．リンを取り巻く食環境

　食物中にはリンが豊富に含まれており，特にタンパク質摂取量とリンの摂取量には強い相関があること，腸管におけるリンの吸収率は40～60％と高いことから，現在の食環境ではリンの不足はほとんど生じない。さらに，加工食品にはハムやかまぼこなどに使用される結着剤，中華麺，即席麺などのアルカリ剤（かんすい），醤油などに使用される醸造用剤，栄養強化剤として，またソーダやジュース，スポーツドリンクなどの清涼飲料水などに食品添加物として多くのリン酸塩が使用されている。欧米化に伴うタンパク質の摂取増加や，加工食品の消費量の増大を考えると，現代の食環境ではリンは過剰が問題となる栄養素である。加工食品中の食品添加物に関しては，特に使用基準や表示義務はなく，また食品添加物中の無機リンは腸管での吸収率が90％と高いことも問題であるといえる。

　厚生労働省の国民健康・栄養調査における2011（平成23）年度の調査結果では，日本人1人1日あたりの総平均リン摂取量は954mg，そのうち男性平均摂

取量が1,026mg, 女性平均摂取量が891mgであり, いずれも2010年版食事摂取基準からみて過剰な数値ではない。また, 調査結果のある2001（平成13）年度からの10年間で100mg/日ほどリンの摂取量は低下している。しかしながら, 性別, 年代別に見ると大きく異なっていることから個人差があることがうかがえる。また, これらのデータには食品添加物由来のリン摂取量が含まれておらず, 加工食品の摂取頻度には個人差が大きいことから, 正確なリン摂取量を把握することは困難である。また, リンの栄養成分表示がないことから, リン摂取制限を必要とし食事療法が難しい慢性腎臓病患者の食品選択をさらに困難にしているといえる。

　本問題は日本に限ったことではない。米国では最近10年でリン摂取量が大きく増加しており, 特に加工食品からのリン摂取量が多いことが問題視されている[37]。欧米の平均的な食事には, 約1,000〜1,500mgのリンが含まれているのに加え, 食品添加物由来のリン摂取が1,000mg/日に達するとの報告もある。また, 経済状態も食事からのリン摂取が過剰となる大きな要因である[38,39]。低所得者地区居住者は, 高所得地区居住者に比してCKD患者数は増加しており, 血中リン濃度は高値を示す。これは低所得者層において, 手軽で安価な加工食品やファーストフードの消費が多いことが関係していると示されている。

　このように, 現在のリンを取り巻く食環境, 食習慣を考えた場合, リン摂取を制限することは大変困難であるといえる。しかしながら, 近年, リンの過剰摂取は世界的にも問題視されはじめ, リン過剰摂取の警鐘と食事療法につながる栄養教育が必要とされてきている。

7. おわりに

　リンと寿命制御の関係は, FGF23/Klotho経路などの新しい発見から急速に明らかになりつつある。多くの研究からリン摂取過剰と腎機能低下に伴うリン代謝調節機構の破綻が, 老化を制御し生命予後（寿命）に影響を与えることが示されるようになった。現在, CKD患者においては, 透析患者の食事療法に

おいてのみリン摂取制限が設けられているが，CKD早期からリン代謝調節破綻が生じていることから，早期からの食事療法，薬物療法を含めたリン管理が必要であると考えられる．FGF23やKlothoなど早期リン代謝異常を示すバイオマーカーとしての有用性の確立や，リンの摂取過剰を示すバイオマーカーの検討などが必要であると考えられる．また，ヒトにおいてリンの蓄積が本当に老化を加速するのかについては研究の余地があるとことに加え，リン制限により寿命を延長できるかについては未だ不明である．現在，CKD保存期からのリン吸着剤使用またはリンの食事制限により，血管石灰化や腎予後，生命予後が改善するかに関する研究が報告されつつあることから，これらの知見の蓄積によってさらなる進展が期待される．今後，これらをターゲットにした新たな治療薬や食事療法を含めた治療指針が示され，積極的なリン管理が行われることによってCKD患者における生命予後の改善が期待される．また，加工食品中のリン含量表示に関しても，すべての食品にリンの栄養成分表示を行うことは現実的には困難であるが，表示される加工食品が増えれば様々な状況に応じて食品選択が容易になると考えられる．さらに血中リン濃度の上昇が細胞レベルでどのような影響を及ぼすかについての報告は少なく，血管石灰化以外の老化現象がどのようなメカニズムで生じるのかは未だ不明が多い．これらのメカニズムが明らかになることで，個体全体の健康寿命の維持につながる新しい治療法の開発が期待される．

文　献

1）Kuro-o M., Matsumura Y., Aizawa H. et al：Mutation of the mouse klotho gene leads to a syndrome resembling ageing. Nature 1997；390；45-51.
2）Kurosu H., Yamamoto M., Clark J.D. et al：Suppression of aging in mice by the hormone Klotho. Science 2005；309；1829-1833.
3）ADHR Consortium：Autosomal dominant hypophosphataemic rickets is associated with mutations in FGF23. Nat Genet 2000；26；345-348.
4）Shimada T., Mizutani S., Muto T. et al：Cloning and characterization of FGF23 as a causative factor of tumor-induced osteomalacia. Proc Natl Acad Sci USA

2001；98；6500-6505.
5) Shimada T., Hasegawa H., Yamazaki Y. et al：FGF-23 is a potent regulator of vitamin D metabolism and phosphate homeostasis. J Bone Miner Res 2004；19；429-435.
6) Shimada T., Urakawa I., Yamazaki Y. et al：FGF-23 transgenic mice demonstrate hypophosphatemic rickets with reduced expression of sodium phosphate cotransporter type IIa. Biochem Biophys Res Commun 2004；314；409-414.
7) Kurosu H., Ogawa Y., Miyoshi M. et al：Regulation of fibroblast growth factor-23 signaling by klotho. J Biol Chem 2006；281；6120-6123.
8) Urakawa I., Yamazaki Y., Shimada T. et al：Klotho converts canonical FGF receptor into a specific receptor for FGF23. Nature 2006；444；770-774.
9) Razzaque M.S., Sitara D., Taguchi T. et al：Premature aging-like phenotype in fibroblast growth factor 23 null mice is a vitamin D-mediated process. Faseb J 2006；20；720-722.
10) Ohnishi M., Nakatani T., Lanske B. et al：Reversal of mineral ion homeostasis and soft-tissue calcification of klotho knockout mice by deletion of vitamin D 1alpha-hydroxylase. Kidney Int 2009；75；1166-1172.
11) Ohnishi M., Razzaque M.S.：Dietary and genetic evidence for phosphate toxicity accelerating mammalian aging. Faseb J 2010；24；3562-3571.
12) Kuro-o M.：A potential link between phosphate and aging--lessons from Klotho-deficient mice. Mech Ageing Dev 2010；131；270-275.
13) Kanbay M., Goldsmith D., Akcay A. et al：Phosphate - the silent stealthy cardiorenal culprit in all stages of chronic kidney disease：a systematic review. Blood Purif 2009；27；220-230.
14) Imai E., Horio M., Iseki K. et al：Prevalence of chronic kidney disease (CKD) in the Japanese general population predicted by the MDRD equation modified by a Japanese coefficient. Clin Exp Nephrol 2007；11；156-163.
15) 日本透析医学会・統計調査委員会：図説　わが国の慢性透析療法の現況　2012年12月31日現在.
16) Kestenbaum B., Sampson J.N., Rudser K.D. et al：Serum phosphate levels and mortality risk among people with chronic kidney disease. J Am Soc Nephrol 2005；16；520-528.
17) Adeney K.L., Siscovick D.S., Ix J.H. et al：Association of serum phosphate with

vascular and valvular calcification in moderate CKD. J Am Soc Nephrol 2009；20：381-387.
18) Blacher J., Guerin A.P., Pannier B. et al：Arterial calcifications, arterial stiffness, and cardiovascular risk in end-stage renal disease. Hypertension 2001；38；938-942.
19) Jono S., McKee M.D., Murry C.E. et al：Phosphate regulation of vascular smooth muscle cell calcification. Circ Res 2000；87；E10-17.
20) Go A.S., Chertow G.M., Fan D. et al：Chronic kidney disease and the risks of death, cardiovascular events, and hospitalization. N Engl J Med 2004；351；1296-1305.
21) Kendrick J., Chonchol M.：The role of phosphorus in the development and progression of vascular calcification. Am J Kidney Dis 2011；58；826-834.
22) Shuto E., Taketani Y., Tanaka R. et al：Dietary phosphorus acutely impairs endothelial function. J Am Soc Nephrol 2009；20；1504-1512.
23) Nishida Y., Taketani Y., Yamanaka-Okumura H. et al：Acute effect of oral phosphate loading on serum fibroblast growth factor 23 levels in healthy men. Kidney Int 2006；70；2141-2147.
24) Portale A.A., Halloran B.P., Morris R.C.Jr.：Dietary intake of phosphorus modulates the circadian rhythm in serum concentration of phosphorus. Implications for the renal production of 1,25-dihydroxyvitamin D. J Clin Invest 1987；80；1147-1154.
25) Wolf M.：Forging forward with 10 burning questions on FGF23 in kidney disease. J Am Soc Nephrol 2010；21；1427-1435.
26) Tonelli M., Sacks F., Pfeffer M. et al：Relation between serum phosphate level and cardiovascular event rate in people with coronary disease. Circulation 2005；112；2627-2633.
27) Gutierrez O.M., Mannstadt M., Isakova T. et al：Fibroblast growth factor 23 and mortality among patients undergoing hemodialysis. N Engl J Med 2008；359；584-592.
28) Munoz Mendoza J., Isakova T., Ricardo A.C. et al：Fibroblast growth factor 23 and Inflammation in CKD. Clin J Am Soc Nephrol 2012；7；1155-1162.
29) Negishi K., Kobayashi M., Ochiai I. et al：Association between fibroblast growth factor 23 and left ventricular hypertrophy in maintenance hemodialysis patients. Comparison with B-type natriuretic peptide and cardiac troponin T.

Circ J 2010 ; 74 ; 2734−2740.
30) Faul C., Amaral AP., Oskouei B. et al : FGF23 induces left ventricular hypertrophy. J Clin Invest 2011 ; 121 ; 4393−4408.
31) Imura A., Iwano A., Tohyama O. et al : Secreted Klotho protein in sera and CSF : implication for post-translational cleavage in release of Klotho protein from cell membrane. FEBS Lett 2004 ; 565 ; 143−147.
32) Hu M.C., Shi M., Zhang J. et al : Klotho : a novel phosphaturic substance acting as an autocrine enzyme in the renal proximal tubule. Faseb J 2010 ; 24 ; 3438−3450.
33) Alexander R.T., Woudenberg-Vrenken T.E., Buurman J. et al : Klotho prevents renal calcium loss. J Am Soc Nephrol 2009 ; 20 ; 2371−2379.
34) Yamazaki Y., Imura A., Urakawa I. et al : Establishment of sandwich ELISA for soluble alpha-Klotho measurement : Age-dependent change of soluble alpha-Klotho levels in healthy subjects. Biochem Biophys Res Commun 2010 ; 398 ; 513−518.
35) Carpenter T.O., Insogna K.L., Zhang J.H. et al : Circulating levels of soluble klotho and FGF23 in X-linked hypophosphatemia : circadian variance, effects of treatment, and relationship to parathyroid status. J Clin Endocrinol Metab 2010 ; 95 ; E352−357.
36) Hu M.C., Shi M., Zhang J. et al : Klotho deficiency causes vascular calcification in chronic kidney disease. J Am Soc Nephrol 2011 ; 22 ; 124−136.
37) Calvo M.S., Park Y.K. : Changing phosphorus content of the U.S. diet : potential for adverse effects on bone. J Nutr 1996 ; 126 ; 1168S−1180S.
38) Butt S., Leon J.B., David C.L. et al : The prevalence and nutritional implications of fast food consumption among patients receiving hemodialysis. J Ren Nutr 2007 ; 17 ; 264−268.
39) Gutierrez O.M., Isakova T., Enfield G. et al : Impact of poverty on serum phosphate concentrations in the Third National Health and Nutrition Examination Survey. J Ren Nutr 2011 ; 21 ; 140−148.

第9章 リン摂取と慢性腎臓病

濱田　康弘[*,**]
安井　苑子[*,**]

1. はじめに

　慢性腎臓病（CKD）とリン代謝には密接な関係がある。リンは各種栄養素の代謝およびエネルギー代謝調節，酸・塩基平衡調節，細胞の構造や骨構造の保持，血清カルシウムイオンレベルの調節といった生命を維持するうえで非常に重要な働きを担っており，血中リンレベルは，食事からの摂取，腸管からの吸収，骨からの遊離と骨での利用，および腎での排泄という因子によって調節されている。CKDをきたし，腎機能が障害されると主に排泄障害のため高リン血症をきたすようになってくる。従来，高リン血症は主に腎機能が廃絶している透析患者において注目されていたが，最近では，保存期における高リン血症に関しての知見は現時点では観察研究ですら十分にあるとはいえないのが現状であるものの，さまざまな臨床研究の報告から透析期からの治療介入では遅く，保存期の時点から積極的に介入すべきであるということが示唆されている。また，リン摂取とタンパク摂取は比例関係にあるため，タンパク制限を行うと同時にリン制限も行うことができる。しかしながら，CKD患者は慢性炎症が持続している状態でもあり，異化亢進状態となっているため，これにタンパク制限に伴う摂取不足が加わることで容易に低栄養状態となりやすい。近年，このCKD患者における低栄養状態が「Protein Energy Wasting（PEW）」と定義された[1]。PEWはいうまでもなく予後不良因子であり，リンを管理す

---

* 徳島大学大学院ヘルスバイオサイエンス研究部疾患治療栄養学分野
** 徳島大学病院栄養部

るうえでも，高リン血症のみならず同時に低栄養状態を見逃さないようにすることが大切である。

2．リンの出納

　リンは体重の1％を占め，生体を構成する元素の中で，炭素，窒素，カルシウムに次いで4番目に多い。リン総量は500〜700gあり，その85％が骨に，14％が軟部組織に存在している。リンの存在様式として約80％が不溶性のカルシウム塩（ハイドロキシアパタイト）として骨や歯に沈着し，約10％はタンパク質や脂質および糖質と結合して存在し，残りの10％は種々の化合物として広く体内に分布している。血中リン濃度は，食事からの摂取，腸管からの吸収，骨からの遊離と骨での利用，および腎での排泄という因子によって2.5〜4.5mg/dL程度に調節されている（図9－1）[2]。リンは乳製品や肉類のタンパク質に多く含まれ，摂取されたリンは腸管から吸収され，吸収率は60〜70％とされている。腸管におけるリンの吸収機構は，細胞間隙からの拡散による受動輸送とトランスポーターを介する能動輸送とがある。リンが欠乏すると，尿中への排泄を90％程度まで減少させて対応するものの，各組織とのリン平衡状態を保つためには少なくとも1日200〜400mgの摂取が必要である。ただし，日本人のリ

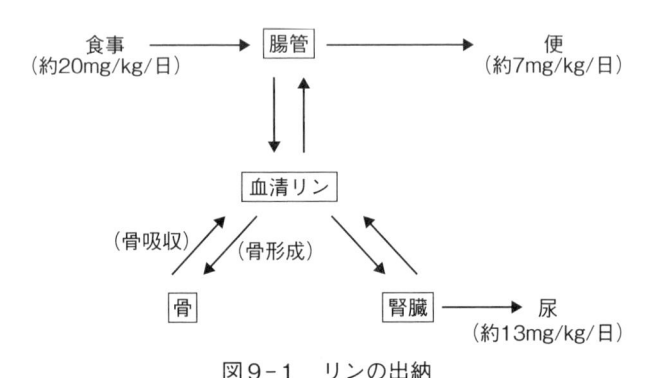

図9-1　リンの出納
血中リンレベルは，食事からの摂取，腸管からの吸収，骨からの遊離と骨での利用，および腎での排泄という因子によって2.5〜4.5mg/dL程度に調節されている。

ン摂取量中央値は2005（平成17）年および2006（平成18）年の国民健康・栄養調査によると970mg/日であり一般的には不足していることはないと考えられる[3]。むしろ，近年，各種リン酸塩が食品添加物として加工食品に広く用いられていることもあり，リンの過剰摂取が問題となっている。リン摂取が2.1g/日を超えるとカルシウム出納の負のバランス，副甲状腺機能の亢進をきたすことも指摘されており注意が必要である[4]。

3．CKDにおけるリンとFGF23

CKDに対して何の治療もしなければ二次性副甲状腺機能亢進症が引き起こされる。その機序として，リンの蓄積と活性型ビタミンD_3の低下，あるいはそれらに伴う低カルシウム血症などが副甲状腺ホルモン（PTH）の分泌を刺激するとされている。また，2000年にCKDとリンをつなぐトピックスの一つである新しいリン利尿ホルモンであるfibroblast growth factor 23（FGF23）が同定されている[5]。

腎機能が正常であれば，生体内でリンが負荷されると骨細胞からFGF23が分泌され，それが腎臓に作用しリンが尿中に排泄されることで血清リン値が低下する。また，FGF23は活性型ビタミンD_3の産生を抑制するためPTHの分泌を亢進させるが，一方で血清リン値の低下によりPTHの分泌が抑制されることにもなり，結局はリンが排泄されることで正常状態を維持する。ところが，腎機能が低下すると，リンが負荷されたときにFGF23が分泌されてもリンが尿中に排泄されない状態となり，血清リン値は高いままの状態となる。また，腎機能の低下と並行して腎臓で活性化されるビタミンD_3の濃度も直線的に低下し，さらに低カルシウム血症も加わることで副甲状腺機能を亢進させることになる。ただし，FGF23の働きに関しては，まだわかっていない点も多く残されている。たとえば，FGF23は骨細胞から分泌され[6]，経口からのリン負荷には反応して上昇するが，急激な経静脈的投与に対しては反応しない[7]。また，一般的に腎機能の低下とともにFGF23の血清値は上昇するが，なぜそれによ

りPTH分泌が抑制されるのかといったことである。

　最近の知見ではリンの体内への蓄積はより早期腎症の段階より始まっており，その刺激がPTHやFGF23といったリン利尿ホルモンの分泌を促すことがわかっている。FGF23の上昇は，PTHの上昇よりも早い段階から起こっていることも報告されており，これにはFGF23がPTHに対して抑制的に働くことが関与しているかもしれない。FGF23の上昇は1α水酸化酵素の働きを抑制し，また24α水酸化酵素の上昇を介して活性型ビタミンDの低下に関わっていることも報告されている[8]。これらの知見は保存期腎不全における潜在的な活性型ビタミンD不足やPTH過剰分泌，さらに二次性副甲状腺機能亢進症へとつながっていると考えられ，近年，腎機能障害が軽度な時期からのリン管理にも注目が集まっている。

4．CKDと高リン血症

　前述のとおり，リン代謝調節において腎臓は極めて重要な役割を担っており，主に尿細管での再吸収過程で調節されている。すなわち，腎機能が正常な場合は，生体内でリンが負荷されると骨細胞からFGF23が分泌され，それが腎臓に作用しリンが尿中に排泄されることで血清リン値が低下する。また，FGF23は活性型ビタミンDの産生を抑制することによりPTH分泌を亢進させるが，一方で血清リン値の低下でPTH分泌が抑制され正常状態を維持する。腎機能障害が進行すると体内にリンは貯留し，高リン血症を呈するようになるが，軽度の腎機能障害では血中リン値上昇はみられない[9]。さらに腎機能が低下すると，リンの負荷に対してFGF23が分泌されてもリンが尿中に十分排泄されずリン蓄積が顕在化し血清リン値が高値となる。腎機能の低下に伴い，まず起こるのは活性型ビタミンDの低下とPTHの上昇であり，PTHやFGF23によるリン利尿効果が代償しきれなくなった状態になって初めて血清リン値が上昇する。通常，糸球体濾過率が30mL/分/1.73m^2以下にまで低下すると血清リン値の上昇がみられるようになる[10]。さまざまな臨床研究の結果から透析期に入っ

てから高リン血症に対して治療介入を開始したのでは遅すぎることが報告されており[11]，前述のとおり保存期CKDにおける体内リン蓄積が注目されるようになっている。しかし，保存期CKDに関しては臨床知見が不足しているのが現状であり，高リン血症を是正することで，どの程度，生命予後や心血管合併症に好影響を及ぼすのかは明らかになっていない。

5．高リン血症の引き起こす問題

　高リン血症は，二次性副甲状腺機能亢進症の発症進展に重要な役割を果たすだけでなく，腎機能障害進展や心血管合併症，ひいては生命予後に深く関与していることが明らかにされている。保存期CKDでは高リン血症に関するエビデンスに乏しい現状ではあるが，内科受診患者の縦断解析によればP＞3.5mg/dLの患者で予後が悪いことが報告されている[12]。さらにCKDステージ1～5を対象にした検討において，血清リン値が高いほど腎機能低下のリスクは高いことや[13]，血清リン値の高値は保存期においても冠動脈石灰化と生命予後の危険因子であるといったことが報告されている[12, 14]。すなわち，保存期からの血清リン値の抑制が重要であることが示唆される。しかしながら，現時点ではリンがどのような機序でこれらの悪影響を及ぼすのかははっきりと解明されていない。血管平滑筋細胞に対するリンの直接的な作用により骨芽細胞様変化が助長され[15]，血管石灰化や心臓弁石灰化を介して[16]，心血管疾患の発症につながるという可能性や，経口的リン負荷により内皮細胞依存性の血管拡張反応が減少するといった報告[17]が参考になるかもしれない。

　透析期CKDにおいては，日本人の透析患者データの集積である日本透析医学会の「わが国の慢性透析療法の現況」で示されているように，透析期においても高リン血症は全死亡リスク，心不全死のリスク，心筋梗塞の発症と関連があることが示唆される。また，高FGF23血症も死亡リスクと関連があることが示唆されている[18]。

6. 保存期CKDのガイドライン

　保存期CKDにおける主なガイドラインの血清リン値の管理目標は表9－1のとおりである[2]。2003年に米国よりK/DOQI clinical guideline for bone metabolism and disease in chronic kidney diseaseが発表され，その中で，CKDステージ別の血清リン値の推奨目標値，測定頻度および治療指針が示されている[19]。K/DOQIガイドラインにおいては具体的な目標数値が示されているものの，その後，2009年にKDIGOより発表されたCKD-MBDに関する国際ガイドライン「KDIGO clinical practice guideline for the diagnosis, evaluation, preventation, and treatment of CKD-MBD」[20]，日本腎臓学会より策定された「CKD診療ガイド2012」[21]，日本透析医学会により策定された「慢性腎臓病に伴う骨・ミネラル代謝異常の診療ガイドライン」[22]に関しては，各国，各施設で測定法や測定値が異なることや，具体的に血清濃度値で層別化した場合の生命予後についてのデータがそろっていないことなどから各施設の基準値内に維持すべきという表現が多くなっている。いずれにしても，現時点では保存期CKDに関してエビデンスの基礎となる観察研究ですら少なく不確定な点が多い。

　わが国の実情に最も合致していると思われる日本透析医学会の「慢性腎臓病に伴う骨・ミネラル代謝異常の診療ガイドライン」では，血清リン値の管理について「血清Pの測定はCKD3から開始することを推奨する（1C）」，「血清P値の測定は，CKD3では6～12ヶ月ごと，CKD4では3～6ヶ月ごと，CKD5では1～3ヶ月ごとに行うのが妥当である（グレードなし）」，「血清P値は各施設の基準値内に維持することが望ましい（2C）」，「血清P値の管理は，食事のP制限やP吸着薬による治療によって行うのが妥当である（グレードなし）」と記載されている。

　ガイドラインに記載のとおり，保存期CKDにおける高リン血症の治療手段は，食事療法とリン吸着薬が中心となる。リン摂取制限はタンパク制限にもつながることから，これによる腎保護効果も期待される。一方で，低栄養状態の

第9章 リン摂取と慢性腎臓病

表9-1 保存期CKDの血清P値について

ガイドライン	学会名	目標値	測定	治療	発表年
JSDT	日本透析医学会	血清P値は各施設の基準値内に維持することが望ましい (2C)。	血清P値の測定は、CKD3では6〜12ヶ月ごと、CKD4では3〜6ヶ月ごと、CKD5では1〜3ヶ月ごとに行うのが妥当である (グレードなし)。	血清P値が上昇する前から、食事療法によって始めることが望ましい。これはタンパク質制限以外に無機リンを多く含む食品添加物を避けることで容易になる。	2012
CKD診療ガイド	日本腎臓学会	ステージG3aから、定期的評価を行う (当初は少なくとも6ヶ月ごと)。異常あるべきである (2.5〜4.5mg/dL 程度)。	施設の基準値を逸脱していれば、異常と考えるべきである (2.5〜4.5mg/dL 程度)。測定頻度はステージの進行と、異常の有無と程度により増やす。	血清Pの管理は、食事のP制限やP吸着薬による治療によって行うのが妥当である (グレードなし)。	2012
KDIGO	Kidney Disease : Improving Global Outcomes (国際腎臓病ガイドライン)	CKDステージ3〜5患者において血清P濃度を正常範囲に維持するのが望ましい (2C)。	血清P値のモニターをCKDステージ3からはじめることを推奨している (1C)。測定頻度はステージ3では6〜12ヶ月ごと、ステージ4では3〜6ヶ月ごと、ステージ5では1〜3ヶ月ごと (グレードなし)。	高P血症では、高P血症に対してP吸着薬の使用が勧められる (2D)。ステージ3〜5では、P摂取制限が勧められる (2D)。	2009
K/DOQI	アメリカ腎臓財団	ステージ3〜4では、血清P濃度を2.7〜4.6mg/dLに維持するのが望ましい (opinion)。ステージ5では、血清P濃度を3.5〜5.5mg/dLに維持するのが望ましい (evidence)。	GFR<60mL/分/1.73m² となったら定期的な測定を開始することが望ましい (evidence)。測定頻度はステージ3で12ヶ月、ステージ4では3ヶ月、ステージ5では毎月 (opinion)。	高P血症においては、P摂取を800〜1000mg/日に制限するべきである (ステージ3〜4 opinion、ステージ5 evidence)。食事によるP摂取制限にもかかわらず、血清P値が目標範囲に維持できない場合にはP吸着薬を処方するのがよい (opinion)。	2003

保存期CKDにおける主なガイドラインの血清リン値管理目標は表のとおりである。
エビデンスレベルの記載のあるガイドラインについてはエビデンスレベルを ( ) 内に示した。

患者では，タンパク摂取を保ちつつリンを含む食品添加物を避けるなどの工夫を行う必要がある[23]。食事療法のみで高リン血症の管理が不十分な場合は，リン吸着薬の処方を考慮する。ただし，食事のリン制限についてK/DOQIガイドラインにおいては食事によるリン摂取を800～1,000mg/日に制限すると記載されているものの，わが国ではどの程度の摂取量が推奨されるのかといったことは具体的なエネルギーやタンパク摂取量が提示されている「慢性腎臓病に対する食事療法基準2007年版」[24]においても言及されていない。

7．透析期CKDのガイドライン

　前述の「慢性腎臓病に伴う骨・ミネラル代謝異常の診療ガイドライン」[22]において，血液透析患者における血清リン値の管理について「血清リン濃度が高い場合には，十分な透析量の確保やリン制限の食事指導を考慮することが望ましい（2D）」「低リン血症の原因として低栄養が考えられる場合は，その改善に努める（2C）」と記載されている。

　このように原則として血清リン値が高い場合は，十分な透析量の確保およびリン制限の食事療法を基本とする。ただし，リン制限の食事療法には注意が必要である。すなわち，リン摂取量はタンパク摂取量と強い相関を示すことから，過度のリン制限を念頭にタンパク制限を行うと，後述するPEWと呼ばれる低栄養状態を惹起するおそれがあり，むしろ予後を増悪させてしまう可能性がある。したがって，本ガイドラインで示されているリン制限とは，リンの多く含まれる乳製品や小魚類，さらに保存料などのリン含有添加剤が多く含まれる加工食品，インスタント食品，菓子，コンビニ弁当などの摂取を控えることを中心としている。一方で，血清リン値が低い場合は栄養状態に問題のある可能性がある。低栄養状態は予後悪化因子であり，この場合は食事摂取量を含めた栄養状態の評価が重要である。

　具体的な食事摂取目標量については，2007年に日本腎臓学会より発行されている「慢性腎臓病に対する食事療法基準2007年版」[24]を参考にタンパク質摂取

推奨量は1.0～1.2g/kg/日，リン摂取に関してはタンパク質〔g〕×15mg/日以下が推奨される（表9-2）。

また，腹膜透析患者については，「慢性腎臓病に伴う骨・ミネラル代謝異常の診療ガイドライン」[22)]において，「適正なリン値を維持するために，食事リン制限，リン排泄のための残存腎機能の保持，適宜なリン吸着薬の処方が推奨される（1B）」と記載されている。

腹膜透析では経腹膜的なリン除去量は1日あたり200～300mg程度であり，腹膜透析のみで血清リン値を適正に維持することは困難である。このためリン排泄のための残存腎機能の保持や適宜なリン吸着薬の処方に加え食事中のリン制限も重要となってくる。前述の「慢性腎臓病に対する食事療法基準2007年版」で提示されている腹膜透析患者のタンパク質摂取推奨量は1.1～1.3g/kg/日であり，リン摂取に関してはタンパク質〔g〕×15mg/日以下が推奨されている（表9-3）。また，2009年に日本透析医学会より発行された「腹膜透析ガイドライン」[25)]では，リン摂取量に関しての記述はないが，タンパク摂取量に関しては，「適正なエネルギー摂取を前提とした場合，0.9～1.2g/kg/日を目標とすることを推奨する」とされている。

「慢性腎臓病に伴う骨・ミネラル代謝異常の診療ガイドライン」で提唱されている保存期CKD患者，血液透析患者，腹膜透析患者それぞれにおける高リン血症に関する食事療法については表9-4のとおりである。

表9-2　血液透析患者の食事療法基準

血液透析（週3回）

エネルギー （kcal/kg/日）	タンパク質 （g/kg/日）	食塩 （g/日）	水分 （mL/日）	カリウム （mg/日）	リン （mg/日）
27～39 （注1）	1.0～1.2	6未満	できるだけ少なく （15mL/kgDW/日以下）	2,000以下	タンパク質（g） ×15以下

kg：身長（m）^{2}×22として算出した標準体重
kgDW：ドライウエイト（透析時基本体重）

（注1）　厚生労働省策定の「日本人の食事摂取基準（2005年版）」と同一とする。性別，年齢，身体活動レベルにより推定エネルギー必要量は異なる。

（日本腎臓学会：慢性腎臓病における食事療法基準2007年版より引用）

表9-3 腹膜透析患者の食事療法基準

腹膜透析

エネルギー (kcal/kg/日)	タンパク質 (g/kg/日)	食塩 (g/日)	水分 (mL/日)	カリウム (mg/日)	リン (mg/日)
27～39 (注1)	1.1～1.3	尿量(L)×5 + PD除水(L)×7.5	尿量+除水量	制限なし (注2)	タンパク質(g)×15以下

kg：身長(m)^2×22として算出した標準体重

(注1) 厚生労働省策定の「日本人の食事摂取基準（2005年版）」と同一とする。性別，年齢，身体活動レベルにより推定エネルギー必要量は異なる。
透析液からの吸収エネルギー分を差し引く。
(注2) 高カリウム血症では血液透析と同様に制限

（日本腎臓学会：慢性腎臓病における食事療法基準　2007年版より引用）

表9-4 食事療法に関するまとめ

CKD	章☆	項目☆	
血液透析患者	2	補足＊1	血清P濃度が高い場合には，十分な透析量の確保やP制限の食事指導を考慮することが望ましい（2D）。低P血症の原因として低栄養が考えられる場合は，その改善に努める（2C）。
腹膜透析患者	8	Ⅲ	適正なP値を維持するために，食事P制限，P排泄のための残存腎機能の保持，適宜なP吸着薬の処方が推奨される（1B）。
保存期患者	9	Ⅱ	血清P値の管理は，食事のP制限やP吸着薬による治療によって行うのが妥当である（グレードなし）。PTH値の管理は，食事でのP制限，P吸着薬の投与，または経口活性型ビタミンD製剤の投与によって行うのが妥当である（グレードなし）。

☆ ガイドラインの章および項目名

8. タンパク質とリン

　タンパク質は生命維持に最も必要な栄養素であり，細胞膜をつくり，細胞骨格を形成し，骨格，筋肉，皮膚などを構成する。体タンパク質は合成と分解を繰り返しており，種類により代謝回転速度には違いはあるが，いずれもアミノ酸として代謝される。透析患者の場合，透析中にアミノ酸として抜けてしまうので，その損失分も含めタンパク質を補給していくことが必要となる。一方で，タンパク質1gにはリンが約13mg含まれているので，むやみに多くしないことも重要となる。タンパク質は多く摂りすぎてもそれが直接血清アルブミン値や筋肉量増加などには結びつかず，むしろ尿素窒素や血清リン濃度の上昇，アシドーシスの助長といったデメリットに跳ね返る方が大きいと報告されているので，体重1kgあたり1.0～1.2gを基準とする。必要なタンパク質を摂取しながらリンの摂取を増やさない食品の選択方法として，魚介類や肉類から作られた加工食品，乳製品，卵黄にはリンが多く含まれるのでそれらの食品を多く摂りすぎないように工夫する。

9. リン制限を行うことによる問題点

　CKDにおける腎機能の悪化を抑えるため，また透析患者におけるリン蓄積を予防するためにタンパク質制限が行われることが多い。リンを効率的に摂取制限できるのであれば問題はないが，前述のとおりリン摂取はタンパク質摂取と正の相関関係にある。すなわち，リン摂取制限を考える場合には，同時にタンパク質制限による悪影響も念頭においておく必要がある。

　近年，CKD患者は慢性炎症が持続している状態でもあり，筋肉などタンパク質が分解されやすい異化亢進状態となっており，これにタンパク質制限などの摂取不足が加わることで低栄養状態となりやすいことが注目されるようになってきている。この低栄養状態が「Protein Energy Wasting (PEW)」と定義

された[1]。PEWは表9-5に示す診断基準により診断される[2]。大きく4つのカテゴリー，すなわち，「Serum chemistry」「Body mass」「Muscle mass」「Dietary intake」に分けられている。それぞれのカテゴリー中の1項目でも該当するカテゴリーが4つのうち3つ以上ある場合は，PEWと診断される。PEW，すなわち低栄養状態はもちろん予後不良因子であり，PEWを引き起こさないようにすることは非常に大切である。また，一般的な栄養状態の評価項目もこのPEW診断基準に含まれていることから，たとえPEWの診断基準に当てはまらなくても（1項目でも該当するカテゴリーが4つのうち3つ以上ない場合でも），該当する項目を少しでも減らすよう栄養管理を行っていくことが重要と考えられる。実際，保存期CKD患者の約30～50%がPEWの診断基準に当てはまり，透析患者においては最大70%程度まで当てはまる可能性があるといわれている。さらにヨーロッパおよび米国の観察研究によれば約25%の患者が重度の低栄養状態をきたしていることがわかっている[26]。PEWはもちろん

表9-5 Protein Energy Wasting (PEW) 診断基準

診断基準	
Serum chemistry	血清アルブミン<3.8g/dL 血清プレアルブミン（トランスサイレチン）<30mg/dL 血清コレステロール<100mg/dL
Body mass	BMI<23 意図しない体重減少：5%/3ヶ月または10%/6ヶ月 体脂肪率<10%
Muscle mass	筋消耗：筋肉量減少が5%/3ヶ月または10%/6ヶ月 上腕筋囲長の10%以上の減少
Dietary intake	食事タンパク摂取<0.6g/kg/日が少なくとも2ヶ月持続（保存期） 食事タンパク摂取<0.8g/kg/日が少なくとも2ヶ月持続（透析期） 食事エネルギー摂取<25kcal/kg/日が少なくとも2ヶ月持続

Protein energy wasting (PEW) の診断基準には，4つのカテゴリーがあり，1項目でも該当するカテゴリーが3つ以上ある場合，PEWと診断される。

重要な独立した予後不良因子であり，CKDおよび透析患者のPEWを改善することが患者のQOLを改善し，脳卒中や心筋梗塞の発生を減らして生命予後も向上させる。PEWを引き起こさないようにすることは非常に大切である。

また，MDRD（Modification of Diet in Renal disease）試験の10.6年間の観察において，著明な低タンパク制限食（指示量0.28g/kg/日，実際の摂取量0.48g/kg/日）は透析導入後の死亡率が高かった[27]といった報告や，糖尿病性腎症においてタンパク制限食（0.8g/kg/日）を行っても，5年間の観察で腎機能障害の進展を抑えられないというランダム化比較試験の結果もあり[28]，食事タンパク制限についてどの程度有効なのか，どの程度の制限が望ましいのかといったようにまだまだ議論が多い。

一般的にわが国ではCKDにおいて食事からの摂取タンパクを0.8g/kg/日に制限すれば腎機能障害の進展が抑制できると考える医療者も多い。そのため，これを順守しようとするあまりタンパク質やエネルギー不足になっている保存期CKD患者が多い。また，血液透析患者は1回の透析で平均して5〜8gのアミノ酸が失われる上に，透析療法そのもののストレスもあり，1.0〜1.2g/kg/日程度のタンパク摂取が推奨されているが，保存期の時期からのタンパク制限食の習慣によって，なかなか十分なタンパク質およびエネルギーが摂れていない現状もある。通常「BUN/Cr比」は10〜20であるが，BUNが血清クレアチニンの10倍より小さい値のときはタンパク摂取が不足していると考えるべきである。心血管イベントやCKD-MBDの悪化を防ぐために血清リン値は6.0mg/dL未満に保つことが必要であるが，逆に血清リン値が常に4.0mg/dL未満の症例はタンパク摂取が少なすぎる可能性もある。血清リン値にも注意しつつ過剰な食事タンパク制限とカロリー制限を避けるよう定期的に見直しが必要であると考えられる。

10. PEWに対する栄養療法

低栄養は特に維持透析患者における疾病率，死亡率を規定する独立した因子

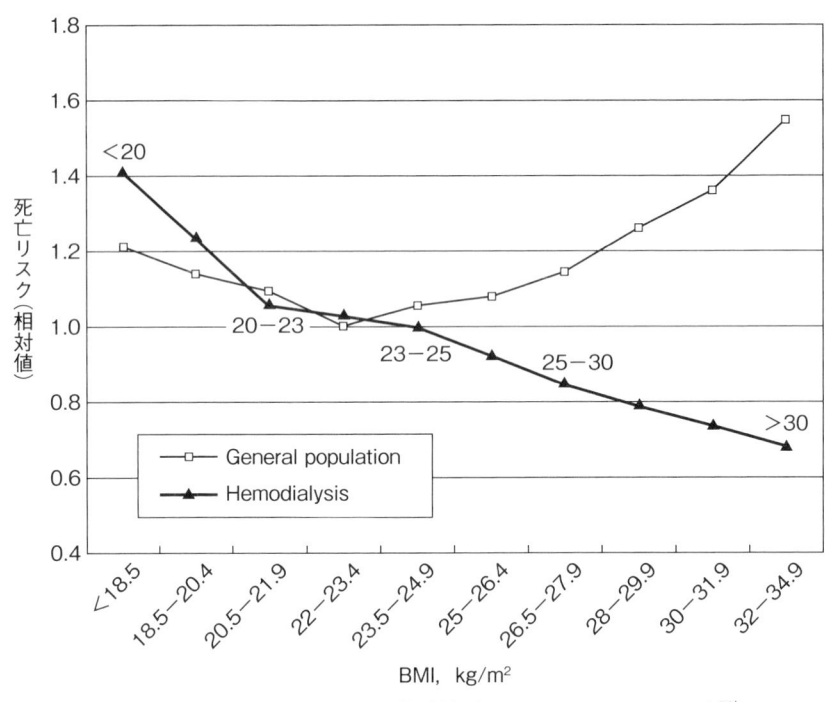

図9-2 透析患者における特殊性（Reverse Epidemiology）[29]

として認識されており，低栄養透析患者の年間死亡率は25〜30％と推定される。図9-2に示したとおり血液透析患者においては非透析者と異なり高BMIの患者において疾病リスク，死亡リスクが低くなる，いわゆる「reverse epidemiology」は栄養状態が予後に影響を及ぼす重要な因子であることを間接的に示している[29]。

（1）栄養必要量

　透析患者における必要なエネルギー投与量について，多くの研究結果が，22〜24kcal/kg/日と少ないエネルギー摂取が体脂肪減少と負の窒素バランスにより低栄養を引き起こすことを報告しており，これらの知見に基づき推奨される1日エネルギー摂取量は年齢，性別，活動度にあわせて30〜40kcal/kg/日の間

となっている。また，透析患者においてはカルニチンの欠乏も報告されており，カルニチンが減少している場合には0.5～1g/日のカルニチン投与が推奨される。

　タンパク摂取に関して，十分なエネルギー摂取がなされている場合，健常人のタンパク必要量の中央値は良質なタンパク0.65g/kg/日であり，推奨1日摂取量は0.83g/kg/日である。NKF，ESPEN，EDTAといった海外のガイドラインでは1.1～1.4g/kg/日の摂取が必要であると推奨されている。一方で，リン摂取は10～15mg/kg/日に制限されるべきである。リンとタンパクは10～13mgリン/gタンパクという関係が成り立つので，十分なタンパク摂取が可能な多くの血液透析患者は，血清リン値の上昇を防ぐためリン吸着剤の使用が必要となる。可能であればリン含有の少ないタンパクを選択するということも必要である。腎機能障害においてはチロシンおよびヒスチジンの必須性，血漿アミノ酸分画異常，アミノ酸溶液のクリアランスといった問題から通常とは異なるアミノ酸組成の投与が用いられることも多い。しかしながら，現時点ではこれらの投与を支持する確立した臨床データは存在せず，一般的には通常のアミノ酸組成のものが使用される。

（2）栄養投与法

　栄養投与が十分でない血液透析患者における栄養サポートの方法には栄養カウンセリング，経口補助食品，Intradialytic parenteral nutrition（IDPN），経腸栄養などがある。最近，経口補助食品とIDPNの透析におけるタンパク代謝改善効果が示された。

　栄養カウンセリングは栄養サポートの第1段階として栄養状態の改善に有用である。これらのデータから潜在的な食事摂取を定量し，調節し，経口補助食品を調整するために定期的な（年2回）の透析患者における栄養士による介入の必要性が示唆される。

　経口補助食品としては様々なものが使用されるが，通常1日に補えるのはエネルギー200～600kcal，タンパク8～25g程度である。経口補助食品の最適な

摂取タイミングは通常の食事摂取量の低下を避け，overnight starvationの時間を短くすることを考慮して朝食後1時間，昼食後1時間，深夜（9時，14時，22時）が推奨されている。

　IDPNとは週3回の透析中に行う静脈栄養である。IDPNは次のルールに従っての投与が推奨される。a）IDPNは4時間の透析の間一定の量で投与されるべきである。b）IDPNは最初の1週間で8mL/kg/IDPN（体重60kgの患者で500mL）から徐々に増やし，最大16mL/kg/IDPN（1,000mL/HD）を超えないようにする。c）IDPNは限外濾過を調節しながら行うべきである。d）限外濾過によるNaの喪失を考慮しIDPN輸液1Lあたり75mmolのNaを加えるようにする。IDPNは週3回の投与で800〜1,200kcalまで投与することができ，5つのRandomized Control Trial：RCTを含む30以上の臨床試験において，IDPNは栄養パラメーターを改善することが示されている。

　経口摂取が0.8gタンパクと20kcal/kg/日に満たないことに起因する場合の低栄養については，経腸栄養もしくは静脈栄養を考慮することとなる。この場合，可能であれば経腸栄養を優先して行うこととする。

11. おわりに

　全身状態が同じであれば，血清リン値を目標値内にコントロールすることが予後，合併症によい影響をもたらすことは疑いないと思われる。ただし，リンの摂取制限を考える場合に，タンパク質の制限を手段として用いることはPEWを引き起こす可能性がある。PEWすなわち低栄養状態はもちろん予後不良因子であり，血清リン値に注目するあまり，低栄養状態を見逃さないようにすることも大切である。リン管理とともに全身の栄養状態にも気を配ることが今後よりいっそう求められる。

文 献

1） Fouque D., Kalantar-Zadeh K., Kopple J. et al：A proposed nomenclature and diagnosticcriteria for protein-energy wasting in acute and chronic kidney disease. Kidney Int 2008；73；391-398.
2） 濵田康弘, 宇佐美 眞：保存期慢性腎臓病におけるリン代謝異常と栄養療法. Clin Calcium 2012；22；1577-1582.
3） 厚生労働省：日本人の食事摂取基準（2010年版），2009.
4） Bell R.R., Draper H.H., Tzeng D.Y. et al：Physiological responses of human adults to foods containing phosphate additives. J Nutr 1977；107；42-50.
5） Yamashita T., Yoshioka M., Itoh N.：Identification of a novel fibroblast growth factor, FGF-23, preferentially expressed in the ventrolateral thalamic nucleus of the brain. Biochem Biophys Res Commun 2000；277；494-498.
6） Feng J.Q., Ward L.M., Liu S. et al：Loss of DMP1 causes rickets and osteomalacia and identifies a role for osteocytes in mineral metabolism. Nat Genet 2006；38；1310-1315.
7） Ito N., Fukumoto S., Takeuchi Y. et al：Effect of acute changes of serum phosphate on fibroblast growth factor (FGF)23 levels in humans. J Bone Miner Metab 2007；25；419-422.
8） Shimada T., Hasegawa H., Yamazaki Y. et al：FGF-23 is a potent regulator of vitamin D metabolism and phosphate homeostasis. J Bone Miner Res 2004；19；429-435.
9） Levin A., Bakris G.L., Molitch M. et al：Prevalence of abnormal serum vitamin D, PTH, calcium, and phosphorus in patients with chronic kidney disease：results of the study to evaluate early kidney disease. Kidney Int 2007；71；31-38.
10） Shigematsu T., Kazama J.J., Yamashita T. et al：Possible involvement of circulating fibroblast growth factor 23 in the development of secondary hyperparathyroidism associated with renal insufficiency. Am J Kidney Dis 2004；44；250-256.
11） Block G.A., Zaun D., Smits G. et al：Cinacalcet hydrochloride treatment significantly improves all-cause and cardiovascular survival in a large cohort of hemodialysis patients. Kidney Int 2010；78；578-589.
12） Kestenbaum B., Sampson J.N., Rudser K.D. et al：Serum phosphate levels and mortality risk among people with chronic kidney disease. J Am Soc Nephrol

2005；16；520-528.
13) Schwarz S., Trivedi B.K., Kalantar-Zadeh K. et al：Association of disorders in mineral metabolism with progression of chronic kidney disease. Clin J Am Soc Nephrol 2006；1；825-831.
14) Russo D., Corrao S., Miranda I. et al：Progression of coronary artery calcification in predialysis patients. Am J Nephrol 2007；27；152-158.
15) Jono S., Shioi A., Ikari Y. et al：Vascular calcification in chronic kidney disease. J Bone Miner Metab 2006；24；176-181.
16) Adeney K.L., Siscovick D.S., Ix J.H. et al：Association of serum phosphate with vascular and valvular calcification in moderate CKD. J Am Soc Nephrol 2009；20；381-387.
17) Shuto E., Taketani Y., Tanaka R. et al：Dietary phosphorus acutely impairs endothelial function. J Am Soc Nephrol 2009；20；1504-1512.
18) Gutiérrez O.M., Mannstadt M., Isakova T. et al：Fibroblast growth factor 23 and mortality among patients undergoing hemodialysis. N Engl J Med 2008；359；584-592.
19) National Kidney Foundation：K/DOQI clinical practice guidelines for bone metabolism and disease in chronic kidney disease. Am J Kidney Dis 2003；42；S1-201.
20) Kidney Disease：Improving Global Outcomes (KDIGO) CKD-MBD Work Group：KDIGO clinical practice guideline for the diagnosis, evaluation, prevention, and treatment of Chronic Kidney Disease-Mineral and Bone Disorder (CKD-MBD). Kidney Int Suppl, 2009.
21) 日本腎臓学会編：CKD診療ガイド2012．東京医学社, 2012, p82-83.
22) 日本透析医学会：慢性腎臓病に伴う骨・ミネラル代謝異常の診療ガイドライン．透析会誌 2012；45；301-356.
23) Sullivan C., Sayre S.S., Leon J.B. et al：Effect of food additives on hyperphosphatemia among patients with end-stage renal disease：a randomized controlled trial. JAMA 2009；301；629-635.
24) 日本腎臓学会：慢性腎臓病における食事療法基準　2007年版．日本腎臓学会誌 2007；49；871-878.
25) 日本透析医学会：腹膜透析ガイドライン．透析会誌 2009；42；285-315.
26) Aparicio M., Cano N., Chauveau P. et al：Nutritional status of haemodialysis patients：a French national cooperative study. French Study Group for

Nutrition in Dialysis. Nephrol Dial Transplant 1999 ; 14 ; 1679 – 1686.
27) Menon V., Kopple J.D., Wang X. et al : Effect of a very low-protein diet on outcomes : long-term follow-up of the Modification of Diet in Renal Disease (MDRD) Study. Am J Kidney Dis 2009 ; 53 ; 208 – 217.
28) Koya D., Haneda M., Inomata S. et al : Low-Protein Diet Study Group. Long-term effect of modification of dietary protein intake on the progression of diabetic nephropathy : a randomized controlled trial. Diabetologia 2009 ; 52 ; 2037 – 2045.
29) Kalantar-Zadeh K., Block G., Humphreys M.H. et al : Reverse epidemiology of cardiovascular risk factors in maintenance dialysis patients. Kidney Int 2003 ; 63 ; 793 – 808.

第10章　リン摂取と循環器疾患

竹谷　豊[*]
増田　真志[*]

1．慢性腎臓病と心血管疾患

　慢性腎臓病（CKD）の最大の合併症であり，死因で最も多いのが心血管疾患である[1]。わが国においてもCKD患者の約4割が心血管疾患で死亡している[2]。また，心血管疾患は，CKD末期を反映するものではなく，CKDの早期から発症リスクが増大し，進行に伴いさらにリスクが増大する[3]。したがって，CKDの治療において心血管疾患の予防は腎機能障害の進行を予防するのと同様に重要である。CKDに伴う心血管疾患の要因としては，水・電解質の異常，高血圧，尿毒症物質の蓄積など様々なものが同定されている。その1つとして高リン血症がある。臨床疫学的に高リン血症は，CKD患者における心血管疾患の独立したリスクファクターとして知られている[4]。従来は，高リン血症は，二次性副甲状腺機能亢進症を招くことから腎性骨異栄養症（renal osteodystrophy）の原因の1つと捉えられていたが，心血管疾患など全身性の合併症の原因となることや高リン血症だけでなく様々なミネラル代謝異常がこれらの合併症の発症に関与していることが明らかになってきたことから，近年では，これらの病態は，CKDに伴う全身性のミネラル・骨代謝異常（CKD-Mineral and Bone Disease）として捉えられるようになっている[5]。

　一方，血清リン濃度の上昇と心血管疾患発症リスクとの関係は，CKD患者だけにとどまらず，近年の研究から腎機能が正常であっても血清リン濃度が高

---

[*]　徳島大学大学院ヘルスバイオサイエンス研究部臨床栄養学分野

値であるほど心血管疾患の発症リスクが上昇することが明らかとなってきた[6-9]。これらの知見は，上昇した血清リン濃度あるいは血清リン上昇に伴い増加するPTHやFGF23あるいは低下する$1,25(OH)_2D$などリン代謝調節因子が心血管疾患の発症に関与していることを示唆するものである。本章では，高リン血症と心血管疾患の研究からリン過剰摂取と心血管疾患発症との関係について述べたい。

2．血管石灰化

　古くより透析患者ではX線像で確認しうる大動脈の石灰化を伴うことが知られていた[10]。これは，中膜の石灰化を特徴とするものであり，内膜の障害により生じるアテローム型動脈硬化に対してメンケベルグ型動脈硬化と呼ばれる。当時は，中膜石灰化は，現在ほど臨床上重要であると考えられていなかったが，中膜の石灰化が顕著であるほど死亡リスクが高いことが報告され[11]，重要性が認識されるようになった。中膜の石灰化は，特に，高リン血症が顕在化しCa×P積が増大することと関連することから高リン血症がその発症に重要である[12]。このため，石灰化はCa×P積の増大によるハイドロキシアパタイト結晶の形成・沈着という物理化学的かつ受動的なメカニズムで生じているものと考えられていた。しかし，2000年にJonoらは，細胞外リン濃度の上昇が血管平滑筋の石灰化を促進することを実験的に証明した[13]。そのメカニズムとしては，PiT-1と呼ばれるナトリウム依存性リン酸トランスポーターを介したリン酸の流入と，Cbfa-1などの骨芽細胞への分化誘導因子の発現を引き起こし，血管平滑筋細胞を骨芽細胞様細胞に分化させる（mesenchimal osteochondorogenic transition）というものであった。これにより，中膜の石灰化は血清リン濃度の上昇により能動的に生じるものであることが示された。現在では，図10-1のような石灰化モデルが考えられている。しかしながら，依然として無機リン酸がどのようにしてこのような細胞内シグナルを惹起させるのかは不明である。このメカニズムについては，Villa-Bellostaらの一連の研究が大変興味深

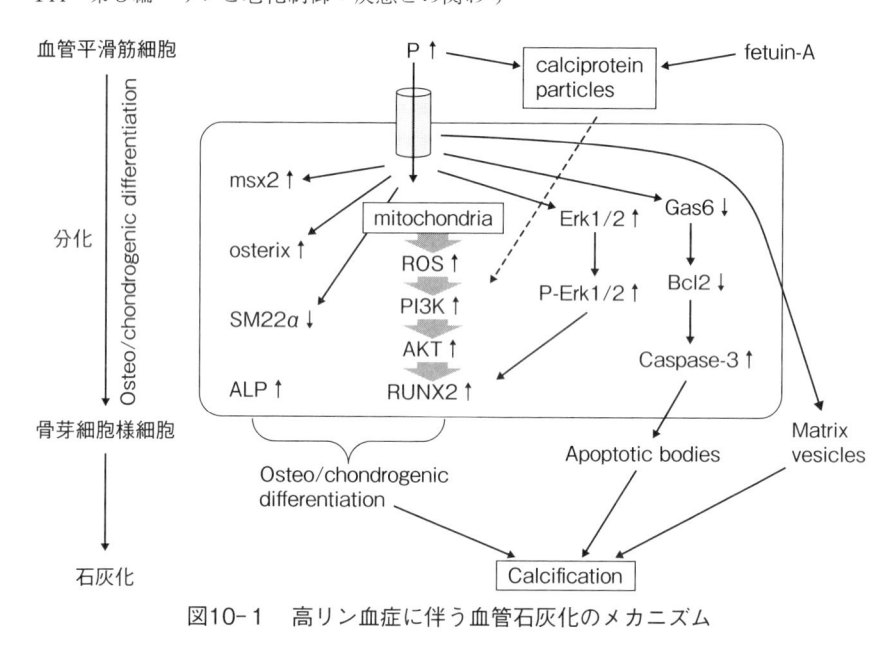

144　第3編　リンと老化制御：疾患との関わり

図10-1　高リン血症に伴う血管石灰化のメカニズム

い。彼らは，血管平滑筋細胞のリン酸トランスポート活性を詳細に検討した。血管平滑筋細胞には，ナトリウム依存性と非依存性のリン酸輸送活性があることを確認した[14]。血管平滑筋細胞には，ナトリウム依存性リン酸トランスポーターとしては，Ⅲ型ナトリウム依存性リン酸トランスポーターであるPiT-1とPiT-2のみが発現しており，これらが血管平滑筋細胞におけるリン酸トランスポート活性に重要であることを示している[14]。さらに，ナトリウム依存性リン酸トランスポーター阻害剤として知られているphosphonoformic acid（PFA）の役割についても解析している。Jonoらは，PFAが高リンによる血管平滑筋細胞の石灰化を抑制することを見いだしており，リンの細胞内への流入が石灰化誘導に重要ではないかと考えていたが[13]，Villa-Bellostaらの研究では，PFAのPiT-1およびPiT-2の阻害効果は微弱であり，PFAによる石灰化抑制効果は，リン酸輸送活性の抑制によるものと違うのではないかと指摘している[14]。その後の研究で，彼らは，PFAだけでなくピロリン酸やビスホスホネートも石灰化を抑制することや，生細胞だけでなく固定した細胞においても石

灰化が抑制されることから，リン輸送活性を抑制するような生化学的機序ではなく，カルシウムとリン酸が結晶を形成して組織に沈着するのを物理化学的に阻害することで，石灰化を抑制していることを示した[15]。さらに，血管平滑筋に存在するectonucleotide pyrophosphatase/phosphodiesterase 1 （NPP1）とtissue-nonspecific alkaline phosphatase（TNAP）が細胞外におけるピロリン酸合成と分解を制御することで血管平滑筋の石灰化を調節していることを見いだしている[16]。これらの研究から，細胞膜表面でのピロリン酸形成が増加すれば生成したピロリン酸がPFAと同様にカルシウム－リン酸結晶の沈着を阻害し石灰化を抑制するように作用すると考えられる。一方で，ピロリン酸分解が亢進すると細胞外の無機リン酸濃度が増加し，カルシウム－リン酸結晶の沈着が亢進し，石灰化が促進されると考えることができ，NPP1やTNAPの制御が石灰化の治療標的と考えられる。

このような異所性の石灰化を制御する分子としては，これまでにmatrix gla protein（MGP），fetuin-Aなどが知られている。MGPは，血管平滑筋で産生される内因性の石灰化抑制タンパク質である。Moeらは，ステージ5のCKD患者で血中MGPと血管石灰化に有意な正の相関があることを報告している[17]。MGPが石灰化を促進しているわけではなく，石灰化を促進するBMP-2と結合してその活性を抑制することから[18]，石灰化を抑制するために増加していると考えられている。Fetuin-Aも同様に内因性の石灰化抑制タンパク質と考えられている。Fetuin-A（α2-HS glycoprotein）は，主に肝臓で合成され，血中には高濃度に存在する糖タンパク質である。Fetuin-Aは，カルシウム－リン酸結晶と強固に結合することや石灰化誘導因子であるBMP-2やtransforming growth factor-β（TGF-β）と結合して石灰化を抑制する。また，fetuin-Aの欠損マウスは異所性石灰化が亢進する。ステージ5のCKD患者では，血清fetuin-Aと血管石灰化が逆相関することも報告されている[17]。したがって，fetuin-AやMGPの低下が高リン血症による血管石灰化を促進することにつながっていると考えられる。

一方で，石灰化を防ぐために形成されるfetuin-Aとカルシウム－リン酸結晶

との複合体は，calciprotein particleと呼ばれ，CKDなどリン過剰や高リン血症の存在下で増加し，血管内皮細胞障害や血管石灰化を引き起こす重要なメカニズムではないかとも考えられている[19]。今後の研究展開が注目されるところである。

3．血管内皮機能障害

CKD患者では，メンケベルク型動脈硬化だけでなくアテローム型動脈硬化も起こしやすいことも知られている[20]。アテローム型動脈硬化は，現在支持されているRossの作業仮説[21]にもあるように，最初に血管内皮細胞が傷害され，その後，単球・マクロファージの侵入と泡沫化によるプラークの形成・破綻へと進行する病態である。プラークが破綻すると急速に血栓を形成し心筋梗塞や脳梗塞などの原因となる。CKDの病態に特異的なアテローム型動脈硬化促進因子がこれまでに同定されている（表10-1）[22]。Shutoらは，細胞外リン濃度の上昇が血管内皮細胞における酸化ストレスの増大と内皮型一酸化窒素合成酵素（eNOS）の活性抑制を惹起し，血管内皮機能障害の原因になることを明らかにした[23]。さらに，ラット大動脈リングを用い細胞外リン濃度の上昇が血管内皮依存性の血管拡張反応を抑制することを示した。また，DiMarcoらは，血管内皮細胞にはPiT-1が発現しており，細胞外リン酸濃度上昇により細胞内へのリン酸流入が増加し，酸化ストレスが増大することおよび血管内皮細胞におけるアポトーシスを誘導することを見いだしている[24]。また，Shutoらは，実際に健常者に400mgあるいは1,200mgのリンを含む食事を摂取させ，摂取2時間後の血流依存性血管拡張反応（FMD）を測定したところ，1,200mgのリンを含む食事を摂取することでFMDが一過性に有意に低下することを見いだした[23]。

表10-1　主な慢性腎臓病関連の心血管疾患危険因子

貧血
高リン血症
副甲状腺機能亢進症
高ホモシステイン血症
CRP
炎症関連因子
交感神経活動亢進
ADMA

したがって，高リン血症あるいはリン過剰摂取に伴う一過性の高リン血症は，血管内皮機能障害を惹起し，アテローム型動脈硬化の発症につながると考えられる。前述のとおり，リン酸そのものが内皮機能障害を惹起するのか，Fetuin-Aとカルシウム－リン酸結晶複合体であるcalciprotein particleが関与するのかについては，今後の研究成果に期待したい。これらの研究により，リン過剰による血管障害の分子メカニズムが解明されるだろう。

4．リン代謝調節因子

　高リン血症あるいはリン過剰摂取の状態では，リン利尿ホルモンであるPTHやFGF23の増加と1,25(OH)$_2$Dの低下が認められる。これらが心血管疾患発症に関わることも報告されている。

　原発性副甲状腺機能亢進症では，血管内皮機能の低下，内膜の肥厚が生じることが報告されている[25, 26]。また，PTHの上昇は，酸化ストレスの増大とNO産生の低下と関連することが示されている[27]。PTHの上昇自体が血管内皮機能障害の原因になる。

　FGF23は，リン利尿ホルモンであり，血清リン濃度の上昇に伴い骨から分泌される[28]。FGF23は，CKD病期の早期から分泌が亢進していることが知られており，血清FGF23濃度が高値であるほどCKDの予後が悪いことや心血管疾患の発症リスクと相関することが報告されている[29]。また，FGF23は心筋肥大を促進することも報告されており，FGF23が心血管疾患の発症に関わることが示唆されている[30]。リンの過剰摂取は，FGF23を増加させることから[31, 32]，リン過剰摂取はFGF23を増加させ，左室肥大のリスクとなることが予想される。Yamamotoらは，4,494名の米国人を対象とした研究で，リン摂取量と左室肥大との関係を検討したところ，20%リン摂取量が増加すると左室重量は1.06g増加すること，リン摂取量と左室肥大の発症リスクとの関係では，女性にのみ有意なリスク上昇を認めたことを報告しており，リン摂取量の増加は，左室肥大と関係すると考えられる。

活性型ビタミンDは，腸管ならびに腎臓からのリン輸送を亢進し，血清リン濃度を増加させるように作用する。ビタミンD過剰症では，高カルシウム・高リン血症となり血管の石灰化・動脈硬化が促進する。一方，ビタミンDが不足あるいは欠乏している場合も心血管疾患のリスクが高いことが知られている[33]。しかし，ビタミンDサプリメント補給により心血管疾患のリスクが低減できるかどうかについては報告によって結果が異なる[34, 35]。これは，ビタミンDをサプリメントで補給すると，しばしばビタミンD過剰となり上述のようにかえって心血管疾患の発症を促進することになることや，ビタミンDの供給源としては紫外線による皮膚での合成もあるので，居住地や生活スタイルにも影響を受けることが関係していると思われる。ビタミンDはカルシウムだけでなくリンの吸収も促進することから，ビタミンDをサプリメントなどで補給している際にリンの摂取量が多ければ，さらに高リン血症を招くことになるため注意が必要である。

5. リン摂取と高血圧

高血圧は，心血管疾患の重要な危険因子である。リンの過剰摂取が血管平滑筋の石灰化や血管内皮細胞の機能障害を惹起することから，血圧の上昇に関係することも考えられる。Elliotらは，INTERMAP研究参加者4,680名を対象にリン摂取量と高血圧との関係を調べたところ，リン摂取量が232mg/1,000kcal増加するごとに，収縮期血圧が1.1〜2.3mmHg，拡張期血圧が0.6〜1.5mmHg低下することを見いだした[36]。また，Alonsoらは，ARIC研究とMESA研究に参加した13,444名を対象にリン摂取量と高血圧との関係を調べたところ，リン摂取量が多くなるほど，収縮期血圧が有意に低下した（最大リン摂取群で－2.0mmHg）[37]。これらの結果は，リンの血管に対する従来の結果とは異なることから，Alonsoらは，その要因について検討を行い，リンの主要な供給源である牛乳・乳製品が血圧低下に関与しており，その結果，逆の結果を導き出されたと考えられている[37]。

6. おわりに

　リンの過剰摂取は，慢性腎臓病患者をはじめ健常者においても心血管疾患のリスクになると考えられる。しかしながら，その発症機序については詳細には明らかになっておらず基礎研究の進展が急がれるところである。一方，リンの摂取制限が慢性腎臓病患者や健常者において心血管疾患のリスクを低減できるか否かについてはほとんど研究がなされていない。今後の臨床研究の進展に期待したい。

文　献

1) National Kidney Foundation：K/DOQI clinical practice guidelines for chronic kidney disease：Evaluation, classification, and stratification. Am J Kidney Dis 2002；39；S1－266.
2) Ninomiya T., Kiyohara Y., Tokuda Y. et al：Impact of kidney disease and blood pressure on the development of cardiovascular disease：An overview from the Japan arteriosclerosis longitudinal study. Circulation 2008；118；2694－2701.
3) Keith D.S., Nichols G.A., Gullion C.M. et al：Longitudinal follow-up and outcomes among a population with chronic kidney disease in a large managed care organization. Arch Intern Med 2004；164；659－663.
4) Block G., Port F.K.：The clinical epidemiology of cardiovascular diseases in chronic kidney disease：Calcium phosphate metabolism and cardiovascular disease in patients with chronic kidney disease. Semin Dialysis 2003；16；140－147.
5) KDIGO clinical practice guideline for the diagnosis, evaluation, prevention, and treatment of Chronic Kidney Disease-Mineral and Bone Disorder (CKD MBD). Kidney Int 2009；76；supplement 113.
6) Tonelli M., Sacks F., Pfeffer M. et al：Relation between serum phosphate level and cardiovascular event rate in people with coronary disease. Circulation 2005；112；2627－2633.
7) Dhingra R., Sullivan L.M., Fox C.S. et al：Relations of serum phosphorus and calcium levels to the incidence of cardiovascular disease in the community.

Arch Intern Med 2007；167；879-885.
8) Onufrak S.J., Bellasi A., Shaw L.J. et al：Phosphorus levels are associated with subclinical atherosclerosis in the general population. Atherosclerosis 2008；199；424-431.
9) Kanbay M., Goldsmith D., Akcay A. et al：Phosphate - The silent stealthy cardiorenal culprit in all stages of chronic kidney disease. A systemic review. Blood Purif 2009；27；220-230.
10) Gipstein R.M., Coburn J.W., Adams D.A. et al：Calciphylaxis in man. A syndrome of tissue necrosis and vascular calcification in 11 patients with chronic renal failure. Arch Intern Med 1976；136；1273-1280.
11) Blacher J., Guerin A.P., Pannier B. et al：Arterial calcifications, arterial stiffness, and cardiovascular risk in end-stage renal disease. Hypertension 2001；38；938-942.
12) Block G.A., Hulbert-Shearon T.E., Levin N.W. et al：Association of serum phosphorus and calcium × phosphate product with mortality risk in chronic hemodialysis patients：a national study. Am J Kidney Dis 1998；31；607-617.
13) Jono S., McKee M.D., Murry C.E. et al：Phosphate regulation of vascular smooth muscle cell calcification. Circ Res 2000；87；e10-e17.
14) Villa-Bellosta R., Bogaert Y.E., Levi M. et al：Characterization of phosphate transport in rat vascular smooth muscle cells：implication for vascular calcification. Arterioscler Thromb Vasc Biol 2007；27；1030-1036.
15) Villa-Bellosta R., Sorribas V.：Phosphonoformic acid prevents vascular smooth muscle cell calcification by inhibiting calcium-phosphate deposition. Arterioscler Thromb Vasc Biol 2009；29；761-766.
16) Villa-Bellosta R., Wang X., Millan J.L. et al：Extracellular pyrophosphate metabolism and calcification in vascular smooth muscle. Am J Physiol Heart Circ Physiol 2011；301：H61-H68.
17) Moe S.M., Reslerova M., Ketteler M. et al：Role of calcification inhibitors in the pathogenesis of vascular calcification in chronic kidney disease（CKD）. Kidney Int 2005；67；2295-2304.
18) Sweatt A., Sane D.C., Hutson S.M. et al：Matrix Gla Protein（MGP）and bone morphogenetic protein-2 in aortic calcified lesions of aging rats. J Thromb Haemost 2003；1；178-185.
19) Kuro-o M.：Klotho, phosphate and FGF23 in ageing and disturbed mineral

metabolism. Nat Rev Nephrol 2013；9；650-660.
20) Wanner C., Zimmermann J., Quaschning T. et al：Inflammation, dyslipidemia and vascular risk factors in hemodialysis patients. Kidney Int Suppl 1997；62；S53-55.
21) Ross R.：Atherosclerosis-an inflammatory disease. N Engl J Med 1999；340；115-126.
22) Zoccali C.：Traditional and emerging cardiovascular and renal risk factors：an epidemiologic perspective. Kidney Int 2006；70；26-33.
23) Shuto E., Taketani Y., Tanaka R. et al：Dietary phosphorus acutely impairs endothelial function. J Am Soc Nephrol 2009；20；1504-1512.
24) DiMarco G.S., Hausberg M., Hilebrand U. et al：Increased inorganic phosphate induces human endothelial cell apoptosis *in vitro*. Am J Physiol Renal Physiol 2008；294；F1381-F1387.
25) Baykan M., Erem C., Erdogan T. et al：Impairment of flow mediated vasodilatation of brachial artery in patients with primary hyperparathyroidism. Int J Cardiovasc Imaging 2007；23；323-328.
26) Walker M.D., Fleischer J., Rundek T. et al：Carotid vascular abnormalities in primary hyperparathyroidism. J Clin Endocrinol Metab 2009；94；3849-3856.
27) Valina-Toth A.L., Lai Z., Zhang S. et al：Vitamin D and parathyroid hormone relationships with urinary nitric oxide metabolites and plasma isoprostanes in African-Americans. Cardiorenal Med 2012；2；234-242.
28) Gutierrez O.M., Mannstadt M., Isakova T. et al：Fibroblast growth factor 23 and mortality among patients undergoing hemodialysis. N Engl J Med 2008；359；584-592.
29) Isakova T., Wahl P., Vargas G.S. et al：Fibroblast growth factor 23 is elevated before parathyroid hormone and phosphate in chronic kidney disease. Kidney Int 2011；79；1370-1378.
30) Faul C., Amaral A.P., Oskouei B. et al：FGF23 induces left ventricular hypertrophy. J Clin Invest 2011；121；4393-4408.
31) Vervloet M.G., van Ittersum F.J., Büttler R.M. et al：Effects of dietary phosphate and calcium intake on fibroblast growth factor-23. Clin J Am Soc Nephrol 2011；6；383-389.
32) Gutierrez O.M., Wolf M., Taylor E.N.：Fibroblast growth factor 23, cardiovascular disease risk factors, and phosphorus intake in the health professionals follow-up

study. Clin J Am Soc Nephrol 2011 ; 6 ; 2871−2878.
33) Grandi N.C., Breitling L.P., Brenner H. : Vitamin D and cardiovascular disease : Systematic review and meta-analysis of prospective studies. Prev. Med 2010 ; 51 ; 228−233.
34) Kienreich K., Tomaschitz A., Verheyen N. et al : Vitamin D and cardiovascular disease. Nutrients 2013 ; 5 ; 3005−3021.
35) Ku Y.C., Liu M.E., Ku C.S. et al : Relationship between vitamin D deficiency and cardiovascular disease. World J Cardiol 2013 ; 5 ; 337−346.
36) Elliot P., Kesteloot H., Appel L.J. et al : Dietary phosphorus and blood pressure. Hypertension 2008 ; 51 ; 669−675.
37) Alonso A., Nettleton J.A., Joachim H.I. et al : Dietary phosphorus, blood pressure, and incidence of hypertension in the atherosclerosis risk in communities study and the multi-ethnic study of atherosclerosis. Hypertension 2010 ; 55 ; 776−784.

第11章　リン吸着剤の進歩

宮本　賢一[*]
大西　律子[*]

1. はじめに

　高リン血症症状が持続すると臓器（血管，結膜，心臓，肺，腎臓など）や関節周囲に石灰沈着が生じ，特に血管壁での石灰沈着は動脈硬化の原因となり，心筋梗塞や狭心症を発症する危険性が高くなる。特に，透析患者に見られる高リン血症は，副甲状腺ホルモン（PTH）の合成・分泌と，副甲状腺増殖を刺激し，二次性副甲状腺機能亢進症の原因に加えて，心血管疾患をもたらし患者の生命予後を規定する重要な問題である。透析患者ではリンの排泄ができないため，食事中のリン摂取量を減らし，あるいは透析量を増加させることが必要となる。しかし，透析患者においては，血液透析療法により除去できるリン量に限界があるので，リン吸着剤（リン低下薬）によりリンの腸管吸収を抑制しないかぎり，適切な血中リン濃度維持は困難である。高リン血症に対する治療法としては，これまで経口リン吸着剤が主に用いられてきた。2003年にK/DOQI（Clinical Guideline for Bone Metabolism and Disease in Chronic Kidney Disease）から，新たな慢性腎臓病におけるガイドラインが公表され，生命予後の視点からリン管理の重要性がクローズアップされている。これらのガイドラインに沿ってカルシウム・リンに関して厳しく低い目標値を実現するには，カルシウム負荷をしないリン吸着剤を用いた血清リンの管理が必要となる。本章では，新しく登場したリン吸着剤に焦点をあて，最近の知見を解説する。

＊　徳島大学大学院ヘルスバイオサイエンス研究部分子栄養学分野

2. リン吸着剤の進歩

1960年代後半から1970年においては，低カルシウム血症と代謝性アシドーシスの補正を兼ねて，炭酸カルシウムが高リン血症の治療薬として主に使用された。1970年代から強力なリン吸着作用を有するアルミニウム製剤（Al）が，汎用されるようになった[1]。しかしながら，Al製剤の長期内服によるAl蓄積が，骨軟化症（Al骨症），脳に蓄積して，進行性の認知症（Al脳症）の原因となることが判明し，わが国では安全性の問題から1992年に透析患者での使用が禁忌となった[1]。その後，再度，炭酸カルシウムが汎用され，現在に至るまで透析患者の高リン血症治療の中心的な薬剤となっている。一方で，炭酸カルシウムによる高カルシウム血症が異所性石灰化をもたらすことが報告され，非カルシウム含有のリン吸着剤が切望されるようになった[2]。1998年に，カルシウムを含有しないリン吸着剤として塩酸セベラマーが登場した[3]。2003年には，わが国においても塩酸セベラマーが臨床応用されるようになったが，腹部膨満や便秘などの消化器系の合併症が多く，十分量の服用が困難な場合が多い。その後，2009年3月に非カルシウム含有リン吸着剤として，炭酸ランタンが，さらに，2012年には非吸収性のアミン機能ポリマーであるビキサロマーが登場した[4,5]。このように，消化管でリンを吸着することにより，体外に除去するリン吸着療法は，陰イオン交換合成ポリマー，金属製剤およびその他に分類される。本章では，新しく登場した吸着剤を中心に，最近の知見を紹介する。

（1）炭酸セベラマー

塩酸セベラマーは，過塩素性のアシドーシスを悪化させることや嘔吐や便秘など，消化器症状が問題となっており，これらが保存期の慢性腎臓病（CKD）患者への適応障害となっていた[6]。米国Genzyme社は，炭酸セベラマーを開発し，2007年に米国食品医薬局（FDA）より認可を受けた。炭酸セベラマーのリン吸着力は，塩酸セベラマーと同等と報告されている。塩酸セベラマーで

観察される，アシドーシスの増悪を回避できる点から，保存期CKD患者への適応に期待が寄せられている。

（2） 炭酸ランタン

従来のポリマーを素材とした非選択的なイオン吸着を利用したリン吸着剤の使用では，リン以外の電解質代謝にも影響を及ぼし，消化管障害など様々な問題点が生じている。ランタンは，消化管内でリンと難容性化合物を形成するため，腸管からはほとんど吸収されず，大部分は糞便中に排泄される[4]。そのため，健康な人に炭酸ランタンを経口投与したときのバイオアベイラビリティは極めて低く，0.002％未満と考えられている。また，吸収された微量のランタンは主に胆汁を介して糞便中に排泄されるため，腎機能が低下している透析患者でも，体内における蓄積は少ない。骨への蓄積に関しては，炭酸ランタンの投与に伴い骨中ランタン濃度は上昇するが，投与を中止することによって骨中からランタンは消失するため，骨への蓄積の可能性は低いと考えられる。炭酸ランタンの長期の臨床試験では，炭酸ランタンの投与によって生じた骨・肝臓・脳への重篤な障害は，報告されていないが，さらなるエビデンスを蓄積が必要と考えられる[7]。

（3） ビキサロマー

2012年に製造承認されたビキサロマーは，非吸収性のアミン機能性ポリマーである[5]。陽性荷電状態のアミノ基を介するイオン結合および水素結合により，消化管内でリン酸と結合し，体内へのリン吸収を阻害することで血清リン濃度を低下させる。同じ非吸収性ポリマーのセベラマーとの比較では，ビキサロマーが膨潤の程度が小さい特性があることから，消化管系の副作用が少ない（もしくは軽減される）こと，さらにはセベラマーで認められる過塩素血症性の代謝性アシドーシスの懸念がないことが期待されている。また，カルシウム製剤や炭酸ランタン水和物など，他のリン吸着剤との比較では，ビキサロマーはカルシウムや金属を含まないことから，高カルシウム血症や金属の組織沈着によ

る毒性発現の懸念がないことが特徴である。

(4) コレスチラン（MCI-196）

コレスチラン（日本名：コレスチミド）は，非吸収性の陰イオン交換樹脂で，胆汁中のコレステロールを吸着する高脂血症治療薬として市販されている[8]。コレスチランは，同時に消化管内で陰イオンであるリンに結合し，血清リン濃度低下作用を示すことが知られている。欧米での開発治験では，良好な血清リン濃度低下効果が得られている。

(5) クエン酸第二鉄

高リン血症治療薬「JTT-751（一般名：クエン酸第二鉄水和物）」本剤は，クエン酸第二鉄水和物を有効成分とする新規リン吸着剤であり，消化管内で鉄とリン酸が結合し体内へのリンの吸収を抑制することにより，血清リン濃度を低下させる効果を持つ薬剤である[9]。国内で実施した高リン血症を呈している慢性腎臓病患者を対象とした第Ⅲ相臨床試験において，本剤の血清リン濃度の低下作用が確認された[10]。また，長期投与時における安全性に大きな問題は認められていない。動物を用いてJTT-751のリン吸着剤の影響を調べた結果，用量依存的に糞便中リン排泄は増加した（図11-1）[9]。また，腸管リン吸収量の低下が観察された（図11-2）。さらに，尿中リン排泄は低下し，また，有効な血中リン濃度の低下が観察された（図11-3，11-4）。

(6) Fermagate

非カルシウム性マグネシウム（Mg）・鉄含有製剤であるfermagateが，開発されている[10]。データによれば，本剤の服用で血中Mg濃度は，上昇するが，中毒域には達する症例は報告されていない。血中リン濃度の低下作用は認められるが，Mgによる副作用については，今後の詳細な報告を待つ必要がある。透析患者に見られる，低マグネシウム血症は，血管石灰化を介する患者の予後不良をもたらすので，マグネシウムの補充は都合が良いと考えられる。

第11章 リン吸着剤の進歩 157

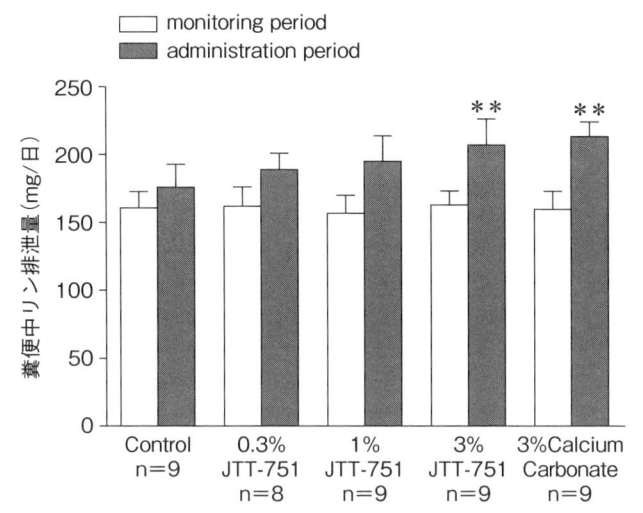

図11-1 リン吸着剤JTT-751（クエン酸第二鉄）投与後の糞便中リン排泄量[9]
正常ラットにJTT-751を投与後，糞便中に含まれるリン量を測定した．
** $p<0.01$ vs Control

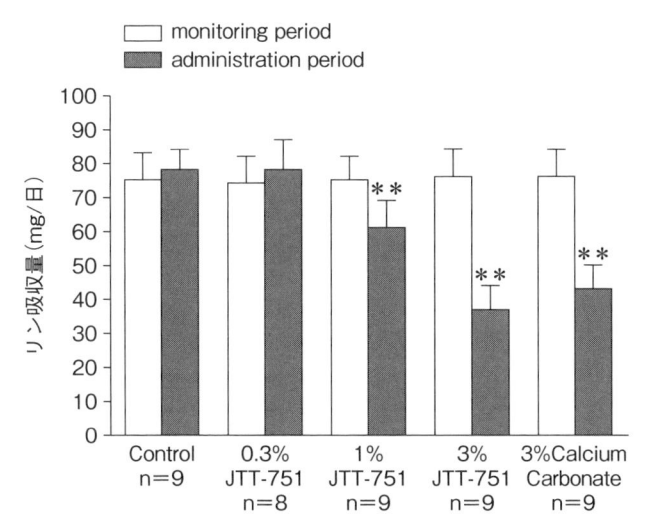

図11-2 リン吸着剤JTT-751（クエン酸第二鉄）投与後におけるリン吸収量[9]
正常ラットにJTT-751を投与後，リン摂取量から糞便中に含まれるリン量を考慮し吸収量を算出した．
** $p<0.01$ vs Control

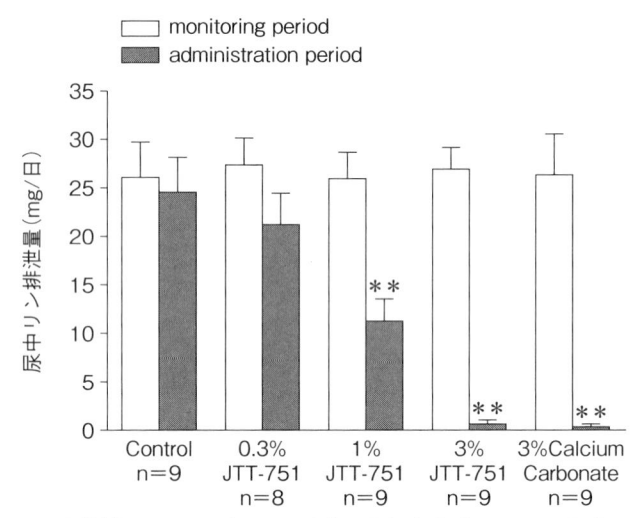

158　第3編　リンと老化制御：疾患との関わり

図11-3　リン吸着剤JTT-751（クエン酸第二鉄）投与後における尿中リン排泄量[9]
正常ラットにJTT-751を投与後，尿中リン量を測定した。JTT-751によるリン吸収阻害に応じて，尿中リン排泄量は低下する。＊＊　$p<0.01$ vs Control

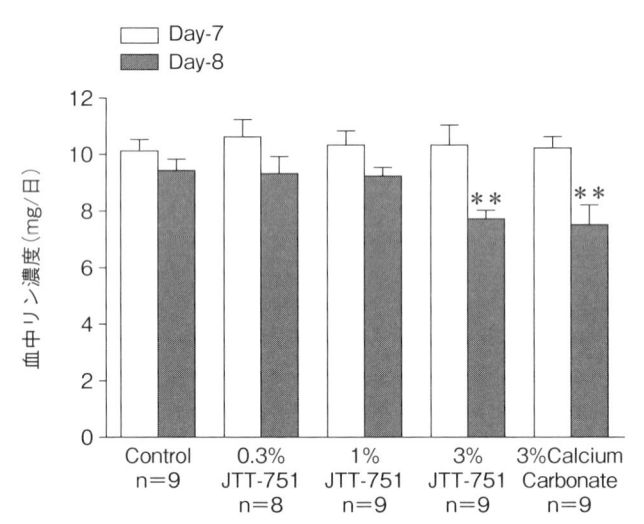

図11-4　リン吸着剤JTT-751（クエン酸第二鉄）投与後における血中リン濃度変化[9]
正常ラットにJTT-751を投与後，血中リン量を測定した。JTT-751によるリン吸収阻害に応じて，血中リン濃度は低下する。＊＊　$p<0.01$ vs Control

3. その他薬剤の開発

唾液中からのリン吸着唾液中には，高濃度のリンが含まれている。Savicaらは，唾液中のリンを吸着除去する目的で，キトサンを含むガムを考案し，効率的にリンをキトサンと結合させることで，唾液中からリン除去が，透析患者に見られる高リン血症の治療に有効であることを報告している[11,12]。血中リン濃度は，唾液中のリン濃度に相関することが報告され，さらに高リン血症を呈する透析患者においても，患者の唾液中リン濃度は有意に増加している。Savicaらは，リン吸着能を有するキトサンを素材とするガムを開発し，塩酸セベラマーを処方されている患者を対象として補助的なリン吸着効果を検討した[11,12]。それらの結果，キトサン入りのガムを処方された患者では，有意な血中リン濃度の低下が観察された。このような結果より，腸管でのリン吸着に加えて，唾液中のリンをキトサン入りのガムで吸着除去することの有用性が報告されている。ただし，食事からのリン摂取量が，通常1,200～1,500mgと考えると，唾液中のリン含量は350～400mg程度と推定される。キトサン入りガムが，唾液中で，どの程度のリン吸着効果を有するかの詳細については，今後の検討が必要と考えられる。

4. NaPi-Ⅱb阻害剤

腸管上皮細胞におけるリン吸収機構は，ナトリウム依存性リン輸送系を介する経細胞輸送および濃度勾配に従った受動輸送系で行われている。ヒトの場合，食事中リン含量の低い食事では，ナトリウム依存性リン輸送系が中心となるが，リン含量が高い（通常食の場合）は，受動輸送系が高い割合を占めると考えられる[13]。しかし，リン輸送系の研究は，ウサギやラットで得られた実験結果が多く，ヒトの場合のリン輸送系の寄与率については，食事中のリン含量（リンの形態）にも左右され，詳細な研究が報告されていない。最近，小腸タ

イプIIbナトリウムリントランスポーターの腸管特異的なノックアウトマウスが作製され，高リン血症治療の分子標的としての有効性が示唆された[14]。このようにナトリウム依存性リントランスポーターを分子標的にした薬剤開発は，腸管でのリン吸収を確実に低下させることが期待されるため，有効なリン調節薬と考えられる[15, 16, 17]。

5．おわりに

リンは生体にとって欠くことのできない栄養素であるが，保存期慢性腎臓病患者や長期透析患者においてリン蓄積は心血管疾患を引き起こす危険因子である。最近，次々に新しいリン吸着剤が登場し，副作用の面でも，従来の吸着剤に比べて，より患者への負担の軽減が見込まれるようになった。ただし，問題点として，リン吸着剤による十分なリン除去を期待した場合には，リン摂取量に応じて服薬量を考慮する必要が生じる点である。それゆえ，リン輸送を阻害する薬剤の開発が望まれている。リン輸送体を標的とした阻害剤の開発は，NaPi-IIbなどの標的分子が登場したにもかかわらず，予想以上に進展していない。その理由として，薬剤の体内動態や，さらには，複雑なリン代謝系に起因しているように思われる。今後，新しいリン吸収阻害薬などが登場し，高リン血症治療に新たな展開が期待される。

文　献

1) Tonelli M., Pannu N., Manns B. : Oral phosphate binders in patients with kidney failure. N Engl J Med 2010；362；1312-1324.
2) Chertow G.M. : Slowing the progression of vascular calcification in hemodialysis. J Am Soc Nephrol 2003；14；S310-314.
3) Nolan C.R. : Phosphate binder therapy for attainment of K/DOQI bone metabolism guidelines. Kidney Int Suppl 2005；96；S7-14.
4) Behets G.J., Verberckmoes S.C., D'Haese P.C. et al : Lanthanum carbonate : a new phosphate binder. Curr Opin Nephrol Hypertens 2004；13；403-409.

5) 角田裕俊，谷口圭一，坂口ひとみ，ほか：リン酸吸着ポリマー製剤を服用後の水と混合したときの水分量，膨潤の程度，粘度および流動性に関する比較検討．臨床透析 2012；28；251-256．
6) Barna M.M., Kapoian T., O'Mara N.B.：Sevelamer carbonate. Ann Pharmacother 2010；44；127-134．
7) Rombolà G., Londrino F., Corbani V. et al：Lanthanum carbonate：a postmarketing observational study of efficacy and safety. J Nephrol 2012；25；490-496．
8) Kurihara S., Tsuruta Y., Akizawa T.：Effect of MCI-196 (colestilan) as a phosphate binder on hyperphosphataemia in aemodialysis patients：a double-blind, placebo-controlled, short-term trial. Nephrol Dial Transplant 2005；20；424-430．
9) Iida A., Kemmochi Y., Kakimoto K. et al：Ferric citrate hydrate, a new phosphate binder, prevents the complications of secondary hyperparathyroidism and vascular calcification. Am J Nephrol 2013；37；346-358．
10) Yokoyama K., Hirakata H., Akiba T. et al：Effect of oral JTT-751 (ferric citrate) on hyperphosphatemia in hemodialysis patients：results of a randomized, double-blind, placebo-controlled trial. Am J Nephrol 2012；36；478-487．
11) McIntyre C.W., Pai P., Warwick G.：Iron-magnesium hydroxycarbonate (fermagate)：a novel non-calcium-containing phosphate binder for the treatment of hyperphosphatemia in chronic hemodialysis patients. Clin J Am Soc Nephrol 2009；4；401-409．
12) Eknoyan G.：Salivary phosphorus binding：a novel approach to control hyperphosphatemia. J Am Soc Nephrol 2009；20；460-462．
13) Savica V., Calo L.A., Monardo P. et al：Salivary phosphate-binding chewing gum reduces hyperphosphatemia in dialysis patients. J Am Soc Nephrol 2009；20；639-644．
14) Murer H., Hildmann B.：Transcellular transport of calcium and inorganic phosphate in the small intestinal epithelium. Am J Physiol 1981；240；G409-416．
15) Sabbagh Y., O'Brien S.P., Song W. et al：Intestinal npt2b plays a major role in phosphate absorption and homeostasis. J Am Soc Nephrol 2009；20；2348-2358．

16) Ketteler M., Biggar P.H.：Use of phosphate binders in chronic kidney disease. Curr Opin Nephrol Hypertens 2013；22；413-420.
17) Miyamoto K., Haito-Sugino S., Kuwahara S. et al：Sodium-dependent phosphate cotransporters：lessons from gene knockout and mutation studies. J Pharm Sci 2011；100；3719-3730.

索 引

<数字・欧文>

1,25(OH)$_2$D ………… 41, 147
1α水酸化酵素 ………… 126
1日エネルギー摂取量 … 136
24α水酸化酵素 ………… 126
24時間蓄尿法 ………… 94, 96
α-Klotho ………… 39, 40
α-Klotho遺伝子 … 38, 40, 42
α-Klotho遺伝子の発म ………… 42
α-Klotho遺伝子の発現調節因子 … 44
α-Klotho欠損マウス ………… 41
ADHR ………… 33
ADI ………… 71
Ca/P(Ca：P)比 ………… 55, 64
Ca受容体 ………… 19
chronic kidney disease …… 5
CKD ……… 5, 109, 123, 125, 126, 135, 142
CKD-MBD ……… 110, 128, 135
CKD患者 ………… 20, 82, 87, 99, 109, 110, 123, 133
CKD患者数 ………… 118
CKD進行 ………… 113
DR ………… 94
EGF ………… 27
Fermagate ………… 156
fetuin-A ………… 145
FGF/Klotho系 ………… 22
FGF23 … 2, 11, 20, 32, 39, 63, 106, 114, 125, 147
FGF23/Klotho ………… 32
FGF23/Klotho関連リン代謝異常疾患 ……… 34

FGF23/Klothoシグナル … 46
FGF23/Klotho調節系 ……… 31
FGF23-KOマウス …… 2, 15, 31
FGF23遺伝子 ………… 14
FGF23遺伝子変異 ………… 34
FGF23欠損マウス … 107, 116
FGF23産生 ………… 21
FGF23シグナル ………… 115
FGF23ノックアウトマウス ………… 2, 31, 115
FGFR/Klotho ………… 34
fibroblast growth factor …… 2
IDPN ………… 137, 138
Klotho ………… 3, 13, 32, 115
Klotho遺伝子 ………… 12, 106
Klotho遺伝子変異 ………… 34
Klotho遺伝子変異マウス … 12
Klotho結合分子 ………… 20
Klotho結合分子群 ………… 18
Klotho欠損マウス …… 107, 116
Klotho抗体 ………… 20
Klothoタンパク質 …… 14, 19
Klotho変異マウス ………… 13, 16, 31, 32, 38, 39, 40, 106
MGP ………… 145
Na, K-ATPase ………… 18
NaPi-IIb阻害剤 ………… 159
nPCR ………… 84
nPNA ………… 84
Ntx/Cr ………… 64
Off-Target効果 ………… 21
PEW ……… 82, 123, 133, 135
PEW診断基準 ………… 134

PTH … 2, 21, 54, 63, 114, 125, 126, 147
PTH分泌 ………… 18
QOL ………… 135
SNIPs ………… 45
TIO ………… 33
UC ………… 95
UL ………… 80
vitaminD ………… 21

<和 文>

【あ】

アルミニウム製剤 ……… 154
維持透析患者 ………… 82
一塩基遺伝子多型 ……… 45
一酸化窒素産生 ………… 112
遺伝性疾患 ………… 34
栄養投与法 ………… 137
栄養必要量 ………… 136
塩酸セベラマー ………… 154

【か】

活性型ビタミンD(D$_3$) ……… 27, 32, 125, 126, 148
可溶型Klotho …… 14, 16, 21
カルシウム濃度 ………… 58
カルシウム／リン代謝 …… 5
キトサン ………… 159
許容1日摂取量 ………… 71
クエン酸第二鉄 ………… 156
くる病患者 ………… 17
経口リン製剤 ………… 53
経細胞輸送 ………… 28

163

索引

経腸栄養 …………………… 138
血液透析患者の食事治療法 … 131
血管石灰化 ………………… 143
血管内皮機能障害 …… 54, 146
血管平滑筋 ………………… 145
血漿総リン濃度 …………… 91
血清intact PTH …………… 55
血清PTH …………………… 64
血清副甲状腺ホルモン … 99
血清無機リン値 …………… 64
血清リン酸値 ……………… 17
血清リン値(濃度) …… 52, 53, 81, 99, 108, 114, 127
血清リン値と死亡リスク … 85
血中FGF23 ………………… 113
血中FGF23濃度 …………… 114
血中Klotho ………………… 17
血中PTH濃度 ……………… 76
血中活性型ビタミンD …… 40
血中カルシウム濃度 ……… 76
血中副甲状腺ホルモン …… 75
血中リン濃度 ……… 107, 109
高FGF23血症 ……………… 127
高カルシウム血症 ………… 155
高血圧 ……………………… 148
甲状腺ホルモン …………… 2
高リン血症 …… 35, 92, 110, 116, 123, 126, 131, 143, 147, 153
高リン血症患者 …………… 76
高リン血症治療 …………… 154
国民健康・栄養調査 … 51, 59, 93, 117, 125
骨塩量 ……………………… 55
骨吸収マーカー …………… 64
骨形成マーカー …………… 64
骨粗鬆症 …………………… 54
骨リモデリング …………… 51
コレスチラミン …………… 156

【さ】

最大耐容1日摂取量 ……… 79
サプリメント ……………… 97
縮合リン酸塩 ……………… 82
寿命 ………………… 107, 109, 116
寿命研究 ……………… 106, 116
腫瘍性骨軟化症 …………… 33
常染色体優性遺伝性低リン血症性くる病/骨軟化症 ……… 32
小腸リン吸収調節因子 …… 28
小児・成人の目安量 ……… 59
上皮成長因子 ……………… 27
静脈栄養 …………………… 138
食餌性リン ………………… 116
食事性リン摂取量 ………… 94
食事療法 …………………… 132
食事リン含量 ……………… 27
食品衛生法 ………………… 70
食品添加物 …………… 71, 93
腎近位尿細管リン再吸収機構 … 28
心血管疾患 ………………… 142
心血管疾患危険因子 …… 146
腎臓Klotho ………………… 20
腎臓リン再吸収調節因子 … 28
推定平均必要量 …………… 61
生体内リンバランス調節 … 26
生命予後 ……………… 114, 127
繊維芽細胞増殖因子 ……… 2
繊維芽細胞増殖因子23 … 39, 63
早期老化症候群 …………… 39
早期老化(様)症状 … 107, 116
総平均リン摂取量 ………… 117

【た】

耐容上限量 …………… 63, 65
ダブルノックアウトマウス … 41
炭酸セベラマー ………… 154
炭酸ランタン …………… 155
タンパク質 ……………… 133
タンパク制限 …………… 130
タンパク摂取 …………… 137
腸管リン吸収機構 ………… 27
低栄養 ……………… 135, 136
低栄養透析患者 ………… 136
低リン血症 ……… 35, 40, 53, 106, 115
低リン血症治療薬 ………… 53
糖鎖認識説 ………………… 20
透析患者 …… 92, 97, 99, 109, 114, 135, 154
透析期CKD ……………… 127
透析期CKDのガイドライン … 130
透析時のリン管理 ………… 97

【な】

ナトリウム依存性リン(酸)トランスポーター … 27, 29, 107, 110, 143, 144, 160
乳児の目安量 ……………… 61
尿細管リン酸トランスポーター … 15
尿中Klotho ……………… 113
尿中骨吸収マーカー ……… 64
尿中リン排泄 ……………… 81
尿中リン排泄量 …………… 76
妊婦・授乳婦の付加量 …… 62
妊婦のリン必要量 ………… 62

【は】

バイオマーカー ………… 119
ハイドロキシアパタイト … 53, 91, 143
ビキサロマー …………… 155
ビタミンD ………………… 17
ビタミンD過剰症 …… 13, 148

ヒトα-Klotho遺伝子多型…45	リン……………69, 124, 133	―摂取制限……97, 118, 133
標準化タンパク異化率……84	―過剰………………………54	―摂取目安量……………93
標準化窒素出現率…………84	―過剰摂取………4, 54, 80,	―摂取量…55, 59, 84, 92, 93
副甲状腺ホルモン…54, 63, 125	118, 147, 148	―代謝……………………106
腹膜透析……………………131	―吸収……………………96	―代謝調節因子…………113
腹膜透析患者の食事療法……132	―吸収率…………………94	―耐容上限量……………73
分泌型Klotho…………17, 115	―吸収量…………………76	―/タンパク質含含比……87
保存期CKD…………127, 128	―急性毒性………………74	―低減効果………………98
保存期CKDのガイドライン…128	―吸着剤………84, 153, 154	―動態…………………91, 92
母乳中リン含有量…………62	―許容上限摂取量………80	―トランスポーター……29
哺乳量………………………62	―再吸収……………30, 92	―濃度……………………58
	―再吸収量………………52, 53	―排泄……………………51
【ま】	―酸塩……………………72	―・ビタミンD代謝調節…41
膜結合型Klotho………………17	―酸塩の摂取量…………79	―必要量…………………59
慢性腎臓病…5, 81, 123, 142, 146	―酸化合物………………72	―不足……………………53
慢性腎不全……………………39	―酸化合物の安全性評価…74	―輸送活性………………32
慢性低リン血症………………53	―酸化合物の1日摂取量…77	―利尿………………29, 107
見かけ上の吸収率……………51	―酸化合物の急性毒性…75	―利尿効果………………126
無機リン……………………97	―酸添加物………………73	―利尿ホルモン……54, 147
モノリン酸塩………………82	―出納……………………51	老化…………………………38
	―食事摂取基準……54, 118	老化(様)症状…13, 38, 40, 109
【や】	―食事摂取基準2015年版	老化制御……………38, 44, 46
有機リン……………………97	………………64, 66, 70	老化制御遺伝子……………39
茹で調理………………98, 99	―出納……92, 94, 96, 124	老化促進Klothoマウス……106
	―制限………………130, 133	老化抑制遺伝子……………106
【ら】	―摂取…………125, 131	
離乳食からのリン摂取量…62	―摂取過剰………………82	

〔責任編集者〕

宮本 賢一	みやもと けんいち	徳島大学大学院ヘルスバイオサイエンス研究部
新井 英一	あらい ひでかず	静岡県立大学食品栄養科学部
下村 吉治	しもむら よしはる	名古屋大学大学院生命農学研究科

〔著　者〕(執筆順)

伊村 明浩	いむら あきひろ	先端医療振興財団
瀬川 博子	せがわ ひろこ	徳島大学大学院ヘルスバイオサイエンス研究部
山本 浩範	やまもと ひろのり	仁愛大学人間生活学部
竹谷　豊	たけたに ゆたか	徳島大学大学院ヘルスバイオサイエンス研究部
上西 一弘	うえにし かずひろ	女子栄養大学栄養学部
木戸 慎介	きど しんすけ	近畿大学農学部
佐久間理英	さくま まさえ	静岡県立大学食品栄養科学部
伊藤美紀子	いとう みきこ	兵庫県立大学環境人間学部
濱田 康弘	はまだ やすひろ	徳島大学大学院ヘルスバイオサイエンス研究部
安井 苑子	やすい そのこ	徳島大学大学院ヘルスバイオサイエンス研究部
大西 律子	おおにし りつこ	徳島大学大学院ヘルスバイオサイエンス研究部

ミネラル摂取と老化制御―リン研究の最前線―

2014年（平成26年）5月30日　初版発行

監　修　日本栄養・食糧学会

責任編集者　宮本賢一
　　　　　　新井英一
　　　　　　下村吉治

発行者　筑紫恒男

発行所　株式会社 建帛社
KENPAKUSHA

〒112-0011　東京都文京区千石4丁目2番15号
TEL (03)3944-2611
FAX (03)3946-4377
http://www.kenpakusha.co.jp/

ISBN 978-4-7679-6176-7　C3047
©宮本，新井，下村ほか，2014
（定価はカバーに表示してあります）

プロスト／ブロケード
Printed in Japan

本書の複製権・翻訳権・上映権・公衆送信権等は株式会社建帛社が保有します。

[JCOPY]　〈(社)出版者著作権管理機構　委託出版物〉

本書の無断複写は著作権法上での例外を除き禁じられています。複写される場合は，そのつど事前に，(社)出版者著作権管理機構 (TEL03-3513-6969, FAX03-3513-6979, e-mail : info @ jcopy.or.jp) の許諾を得て下さい。